「診断名はなんでしょう？」

骨軟部腫瘍と腫瘍様病変の画像診断 Q&A

整形外科医必携！

埼玉医科大学国際医療センター
骨軟部組織腫瘍科・整形外科 准教授
順天堂大学医学部
整形外科学講座 非常勤講師

鳥越 知明 著

金原出版株式会社

推薦のことば

　本書のゲラにじっくり眼を通した．骨腫瘍とその関連疾患に青春を賭けてきた著者の気概が溢れた書籍という印象が強く，その故にこそ，自信を持って広くお奨めしたい．本書のあちこちに著者が書いているコラムで彼の経歴と考え方が推測できるであろうが，昭和42年福岡生まれ，平成4年琉球大学医学部卒業後，順天堂大学整形外科に入局してきた青年？医師である．研修医としていろいろな病院を廻り，整形外科一般を学んだ後，栃木県立がんセンターに行き，Mayo Clinicで研鑽した矢澤康男医長のもとで骨・軟部腫瘍の指導を受けたことが，彼のその後の道を決めた．2016年1月まで順天堂浦安病院整形外科准教授として活躍したが，その後はその矢澤康男君が現在教授をしている埼玉医科大学国際医療センター骨軟部組織腫瘍科・整形外科に移り，一層その道を究めるという将来が拓かれた．嬉しいことであるし，一層の飛躍を期待している．

　これまで著者は腫瘍のみではなく，骨系統疾患も含めて，一例一例の症例を大切にしてきた．単に症例として扱うのではなく，親身になって患者さんと付き合い面倒をみてきた．そして個々の症例のX線・MRI画像はもとより，病理所見までが彼のパソコンに入っていて，医局の勉強会などで頻繁に症例提示をしてくれていた（30年前と較べると個人レベルPCのメモリー量増大には恐るべきものがある）．ある程度経ったら，それをもとにして本にしたらと奨めていたが，それが今回ようやく陽の目をみる運びになってまことに喜ばしい．

　本書は4章に分かれ，1）よくあるパターンの考え方，2）骨腫瘍，3）軟部腫瘍，4）腫瘍様病変となっている．そして全篇Q＆Aスタイルを採用し，読者に考える余地を与えている．比較的易しい問題もあり，意外な症例もある．そこにup-to-dateな解説がつく．腫瘍の分類にも近年大きな変化があったことに気づく．そしてMRI所見が診断に大きく貢献していることに改めて感心する．

　われわれ整形外科医は骨腫瘍についてはかなり経験を持ち，それなりの知識も持ってはいるが，軟部腫瘍については実際に苦渋することが多く，誤診や不適切な処置が生まれる危険度も高い．腫瘍類似疾患群も含めて，本書が実地医療の場で必ず役立つだろうと思い，推薦したい．順天堂大学整形外科から著者のような男が出たことは名誉教授の一人として無上の喜びであり，本書が1冊で終わらず，今後も定期的に増補改訂され，私の若い頃のJaffeやDahlinのような本となって欲しいものとひそかに願っている次第である．

2016年4月

順天堂大学名誉教授　山内　裕雄

序　文

　「骨軟部腫瘍」と聞くと多くの方は馴染みがない，よくわからない，なんだか怖いなど，あまり良くない印象をもつのではないでしょうか。それは骨軟部疾患の専門家である整形外科医でも同様かと思います。

　私は20年間骨軟部腫瘍を専門領域として多くの患者さんの診療にあたってきましたが，大学病院の骨軟部腫瘍専門外来に紹介されてくる患者さんのうち本当に腫瘍の患者さんは約6割で，なんと残り4割は腫瘍ではない他の疾患，いわゆる腫瘍様病変・腫瘍類似疾患でした。これは都市部の大学病院の結果ですので，がんセンターなど名称によっておのずと悪性疾患の割合が高くなってしまう施設ではまた異なる数字になると思いますが，逆に一般的な医療施設を受診する患者さんの実態に近いのではないかと思います。なぜ大学病院の骨軟部腫瘍外来に腫瘍ではない患者さんが紹介されるかといいますと，なんだかよく分からない「変」な画像をみると，これは腫瘍ではないかとお考えになる先生が多くいるためのようです。お陰さまでずいぶん色々な疾患を経験し，上手く診断がついて適切な治療ができ患者さんに喜ばれることもあれば，なかなか診断がつかずに患者さんにつらい思いをさせて，自身もつらかったこともあります。

　今回は整形外科領域でなんだかよくわからない「変」な画像をみたらどう考えるか，そのポイントを1冊の書籍にまとめました。Q&A形式になっておりますので，読者の皆様もぜひ診断を考えてみてください。典型的な症例もあれば非典型例もあります。ごくごく「私的」な診断本ですが，皆様が日常の臨床で「変」な画像に遭遇したときに，この書籍が診断の一助となれば誠に幸いです。

2016年4月

鳥越　知明

目 次

第1章 よくあるパターンの考え方 ... 1

1 骨透亮像 ... 2
Introduction：X線像で骨が溶けていたらどう考えるか ... 2
- 1-1 辺縁硬化を伴うパターン① ... 3
- 1-2 辺縁硬化を伴うパターン② ... 5
- 1-3 辺縁硬化の乏しいパターン① ... 9
- 1-4 辺縁硬化の乏しいパターン② ... 11
- 1-5 辺縁硬化の乏しいパターン③ ... 15
- 1-6 辺縁硬化の乏しいパターン④ ... 17

2 骨硬化像 ... 20
Introduction：X線像で骨が硬化していたらどう考えるか ... 20
- 2-1 ごく一部が硬化するパターン ... 21
- 2-2 広範囲が硬化するパターン ... 23
- 2-3 多発性に硬化するパターン ... 25

3 軟部の骨・カルシウム性の病変 ... 28
Introduction：X線像で軟部に骨・カルシウム性の病変があったらどう考えるか ... 28
- 3-1 辺縁整の小結節のパターン ... 29
- 3-2 zoning phenomenon のパターン① ... 31
- 3-3 zoning phenomenon のパターン② ... 33
- 3-4 reverse zoning phenomenon のパターン ... 35

4 軟部病変 ... 37
Introduction：X線像で写らない軟部病変のMRI所見をどう考えるか ... 37
- 4-1 腫瘤として辺縁がはっきりしないパターン ... 39
- 4-2 腫瘤として辺縁がはっきりしているが内部が造影されないパターン ... 43

- 付 問診・理学所見で考えてみよう① ... 47
- 付 問診・理学所見で考えてみよう② ... 49

第 2 章　骨腫瘍　　53

Introduction　　54

- 症例 1　10 代半ば男児：右膝痛　　55
- 症例 2　60 代女性：右大腿痛　　61
- 症例 3　20 代男性：左殿部痛　　65
- 症例 4　40 代女性：腰痛　　69
- 症例 5　40 代女性：右肩痛　　75
- 症例 6　10 代後半女性：左膝関節痛　　79
- 症例 7　30 代男性：左股関節痛　　83
- 症例 8　20 代女性：左膝部腫瘤　　87
- 症例 9　小学校低学年男児：右下肢変形　　91
- 症例 10　10 代前半女児：右膝部腫瘤　　97
- 症例 11　20 代男性：右足関節疼痛，腫脹　　103
- 症例 12　小学校高学年男児：右膝痛　　107
- 症例 13　70 代男性：右大腿部痛　　111

第 3 章　軟部腫瘍　　115

Introduction　　116

- 症例 1　60 代女性：背部腫瘤　　117
- 症例 2　40 代女性：殿部腫瘤　　121
- 症例 3　50 代女性：肩甲部腫瘤　　125
- 症例 4　10 代後半男性：左大腿痛，腫大　　129
- 症例 5　40 代女性：左上腕腫瘤　　133
- 症例 6　50 代男性：左膝部腫瘤　　137
- 症例 7　40 代女性：左足部痛　　141
- 症例 8　30 代男性：膝痛　　145
- 症例 9　60 代女性：左殿部腫瘤　　149
- 症例 10　10 代半ば女児：胸部 X 線像異常陰影，右大腿腫瘤　　151
- 症例 11　70 代男性：左大腿腫瘤　　155

第4章　腫瘍様病変 159

- Introduction 160
- 症例1　10代前半男児：症状なし 161
- 症例2　小学校低学年女児：右大腿痛 165
- 症例3　10代半ば男児：足趾腫瘤 169
- 症例4　40代女性：足部痛 171
- 症例5　60代男性：無症状 175
- 症例6　70代女性：左大腿痛 179
- 症例7　70代女性：左上腕変形 183
- 症例8　40代男性：左上腕痛 187
- 症例9　40代女性：両肩，両大腿痛 190
- 症例10　50代男性：無症状 195
- 症例11　40代女性：大腿腫瘤 199
- 症例12　70代女性：大腿無痛性腫瘤 203

文　献 208
索　引 209

COLUMN

- 骨軟部腫瘍の道に入ったきっかけ 8
- 私を学会に連れてって 14
- 関東整形災害外科学会集談会 27
- 関東骨軟部腫瘍研究会 42
- 誤診しないために 74
- 医者の中の医者 90
- メアリーおばさんを知っているか？ 136
- On the shoulders of giants 186

第1章

よくあるパターンの考え方

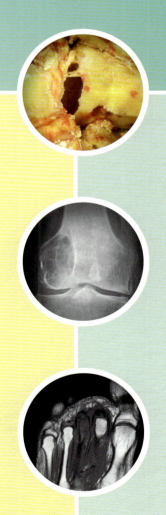

1 骨透亮像

Introduction

X線像で骨が溶けていたらどう考えるか

　骨が溶けている（骨透亮像を示す）ときは骨腫瘍，特に悪性腫瘍だと考えている先生方が多いのではないでしょうか？　実際は骨が溶ける原因はさまざまなものがあります。腫瘍以外では，感染，変性，膠原病，代謝性疾患，外傷などがあり，むしろそれらの方が頻度が高いように感じます。

　ここで重要な所見は骨透亮像の辺縁がどのようになっているかです。骨の中に何らかの病変が発生した場合，正常な骨組織はその病変が拡大しないように反応すると考えられます。その結果，正常な骨の反応がより優性であれば病変に対する反応として辺縁硬化が生じます。つまり辺縁硬化像の存在は病変が浸潤性に乏しく，ゆっくり増大していることを意味します。そのため辺縁硬化像がはっきりしている病変は悪性腫瘍の可能性はほとんどありません。その場合，良性腫瘍，感染，変性などから診断を絞っていくことになります。逆に骨が溶けていて辺縁硬化像がないときは，正常骨が反応できないような浸潤性が高く，急速に増大する病変であることを意味します。よって悪性腫瘍から考えた方がよいということになります。一方，感染をはじめとした炎症性疾患は比較的浸潤性が高いことがあり，悪性腫瘍と同様に辺縁硬化を生じないことがあるため，鑑別すべき疾患となります。

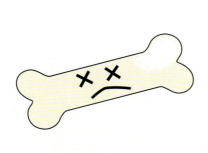
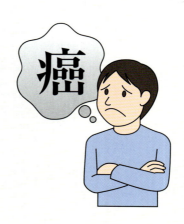

1-1 辺縁硬化を伴うパターン①

- 70代男性：1年以上続く膝関節の痛みを主訴に外来を受診した。図1-1にX線像を示す。

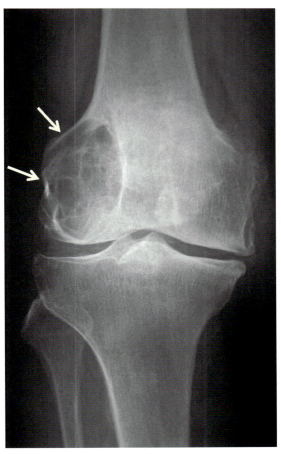

図1-1　膝関節X線正面像

大腿骨遠位の骨端から骨幹端にかけて骨透亮像（矢印）を認めますが，診断名はなんでしょう？

1-1 辺縁硬化を伴うパターン①

画像所見　X線像で大腿骨遠位骨端から骨幹端にかけて骨透亮像を認めます（図1-1矢印）。病変辺縁部の硬化を認め良性疾患の所見です。一部がいわゆる "soap-bubble appearance" にもみえます。若年者でしたら骨巨細胞腫を第一に考えますが，日本整形外科学会骨・軟部腫瘍委員会の全国骨腫瘍登録一覧表2010年版（JOA 2010）によると70歳以上の骨巨細胞腫は約3％と稀です。本症例はMRI所見で内部は造影効果を認めず，腫瘍類似病変で軟骨下骨嚢腫と考えられました。

経過　その後，人工膝関節全置換術を行い（図1-2），病理検査を含め腫瘍，関節リウマチは否定的で，診断は変形性膝関節症に伴う続発性の骨嚢腫でした。

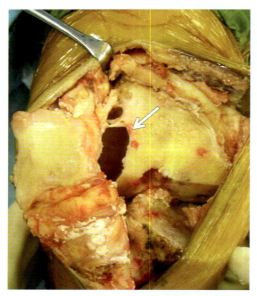

図1-2　人工膝関節全置換術中所見
大腿骨顆部の骨に空洞形成を認める。人工膝関節全置換術で大腿骨顆部を骨切りした際に骨内に嚢腫の所見（矢印）を認める。充実性の腫瘍部分は認めなかった。

回答　変形性膝関節症に伴う骨嚢腫
（軟骨下骨嚢腫 Subcondral cyst）

1-2 辺縁硬化を伴うパターン②

- **70代女性**：数カ月前から続く足部痛を主訴に外来を受診した。既往症で慢性腎臓病があり，数年来，血液透析を受けている。
  図2-1にX線像を示す。

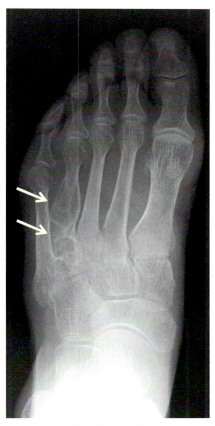

図2-1　足部X線正面像

第4中足骨に骨透亮像（矢印）を認めますが，診断名はなんでしょう？

1-2 辺縁硬化を伴うパターン②

画像所見

　X線像で第4中足骨骨幹部に骨透亮像と辺縁硬化を認め，骨囊腫と類似しています（図2-1矢印）。本症例は慢性腎臓病で透析を受けており，血清PTHの上昇を認め二次性副甲状腺機能亢進症による褐色腫（Brown tumor）でした。

　副甲状腺腫瘍による原発性副甲状腺機能亢進症は極めて稀ですが，慢性腎臓病に伴う二次性副甲状腺機能亢進症や腎性骨異栄養症は比較的頻度が高く，日常診療でもしばしば遭遇します。

　原発および二次性の副甲状腺機能亢進症に伴うX線像の骨変化としては褐色腫以外では，頭蓋骨が肥厚し砂粒状の透亮像がびまん性にみられる"salt and pepper skull"，腰椎椎体終板に硬化を示す"rugger jersey vertebra"，指骨の骨膜下吸収像，顎骨の歯槽鋼線の消失などがあります。

　また慢性腎臓病においてはビタミンDの活性化障害，PTHの過剰分泌による低カルシウム血症，リン排出障害による高リン血症を生じ軟部の石灰化をきたすことがあります。

経　過

　本症例はビタミンD3製剤とビスホスホネート製剤を用いた保存療法を行い，症状の改善を認めました。

A 回答 二次性副甲状腺機能亢進症に伴う褐色腫
Brown tumor of secondary hyperparathyroidism

副甲状腺機能亢進症に伴う骨軟部病変：その他の画像パターン

20代女性：下肢痛にて発症（図2-2）

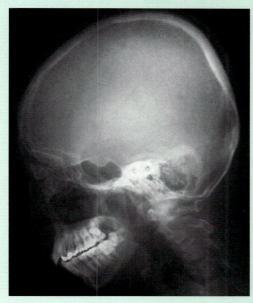

図2-2　頭部X線側面像
原発性副甲状腺機能亢進症。頭蓋骨に小さな骨透亮像が多数存在し，いわゆる"salt and pepper skull"である。

60代男性：股関節部腫瘤にて発症（図2-3）

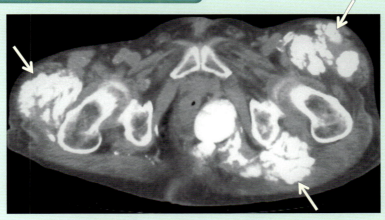

図2-3　股関節単純CT
慢性腎臓病により長期の透析を受けている。両側股関節周囲の軟部組織に広範な石灰化を認める（矢印）。

COLUMN

骨軟部腫瘍の道に入ったきっかけ

　現在私は骨軟部腫瘍を専門にしておりますが，もともと腫瘍診療に携わりたいと希望していたわけではありません。

　学生時代はワンダーフォーゲル部に所属し，沖縄県ヤンバルの原生林や日本アルプスの山々を練り歩いていましたが，重いリュックを担ぐ影響から4年間で膝を悪くしてしまいました。幸い部活引退後は膝痛も軽快しましたが，自身の経験からスポーツの障害で悩む人の役に立ちたいと考えるようになり，卒業後の進路は当時からスポーツ整形外科で有名であった順天堂大学の整形外科に入局させていただきました。

　順天堂大学で研修し，その後は関連病院で勤務して外傷や変性疾患，一部のスポーツ障害などの研修を積ませていただきました。ある意味どこにでもいるお気楽な若手整形外科医師であったと思います。

　ところがある日，当時の順天堂大学整形外科学教室の主任教授であった黒澤　尚先生からじきじきに電話があり，「この度関連病院になった栃木県立がんセンターに行ってほしい」とのお話があり，よく考えもしないで承諾しました。その時は1年ほどがんセンターで腫瘍の経験を積み知識を得るのも悪くないだろうとの軽い考えでした。がんセンターに赴任する前に，一般的な教科書の他に骨軟部腫瘍Q&Aの本を読んで勉強したのを覚えています。どうもその当時からQ&Aが好きだったようです。

　栃木県立がんセンターでは現在埼玉医科大学国際医療センター骨軟部腫瘍科教授の矢澤康男先生にご指導いただきました。矢澤先生はなにしろ「教え魔」で若手医師を指導するのが三度の食事より好きなのではないかと思われるほどで，同がんセンターで過ごした2年半ですっかり骨軟部腫瘍診療の奥深さにはまってしまい，その後は骨軟部腫瘍を専門にするに至りました。

　もともとはスポーツ整形外科志望だったものが，骨軟部腫瘍という全く違う道を歩むことになってしまいましたが，逆に言うと人生はどこにチャンスがあるかわからないものだといまから振り返って思います。

1-3 辺縁硬化の乏しいパターン①

- 30代男性：数カ月前から続く股関節痛を主訴に外来を受診した。図3-1にX線像を示す。

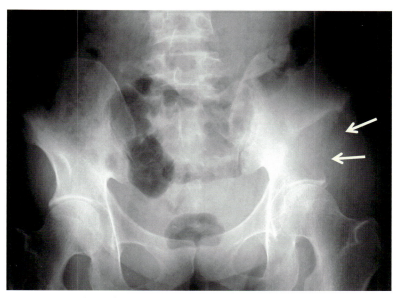

図3-1　股関節X線正面像

左骨盤の臼蓋部に骨透亮像（矢印）を認めますが，診断名はなんでしょう？

1-3 辺縁硬化の乏しいパターン①

画像所見　左臼蓋部に骨透亮像を認めます（図3-1矢印）。臼蓋から近位にかけての骨皮質は消失し辺縁硬化は不明瞭で，一見，悪性骨腫瘍を疑わせる所見です。しかし単純CTでは同部は内部が低密度で液体貯留と考えられ，造影でも内部に造影効果を認めませんでした。悪性腫瘍は否定的です（図3-2）。また腰椎から軟部組織にも同様の病変があり，多発性の病変であることがわかります。画像診断は膿瘍です。

経　過　穿刺，細菌検査の結果，本症例は抗酸菌による感染でした。専門施設で抗菌薬治療が行われました。

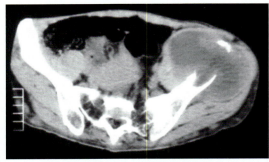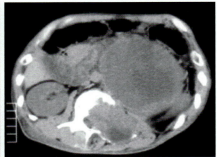

図3-2　骨盤および腹部の単純CT

回答

結核菌による膿瘍，骨髄炎
Tuberculous osteomyelitis

1-4 辺縁硬化の乏しいパターン②

- **60代女性**：半年以上前から続く足部痛を主訴に外来を受診した。左第5趾中足趾節関節部に自発痛，腫脹を認めた。身体の他部位に疼痛，腫脹はなかった。
図4-1にX線像を示す。

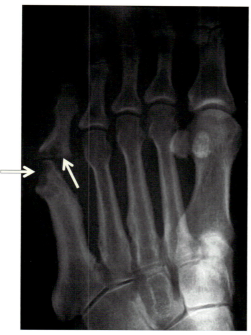

図4-1　足部X線斜位像

第5中足骨から第5趾基節骨に骨透亮像（矢印）を認めますが，診断名はなんでしょう？

1-4 辺縁硬化の乏しいパターン②

画像所見　第5趾の中足骨と基節骨に骨透亮像を認め（図4-1矢印），辺縁硬化がはっきりしません。病変は中足趾節間関節を中心としており関節に生じた病変です。基本的に関節内に悪性腫瘍を生じることはなく，滑膜炎による骨破壊と考えられます。そのため滑膜炎の原因として，関節リウマチなどの膠原病，感染，色素性絨毛結節性滑膜炎，外傷などを鑑別することになります。

本症例は血液検査で抗核抗体，抗CCP抗体などが陰性であったため，切開生検を行いました。採取した滑膜で病理検査と培養検査を行い，病理組織は関節リウマチに合致する所見で，培養は陰性であり，単関節型リウマチと診断しました。

経　過　本症例は膠原病内科にて生物学的製剤の治療が行われ，症状は改善しました。

A 回答　関節リウマチ Rheumatoid arthritis

関節リウマチで骨軟部腫瘍と疑われた他の症例

　関節リウマチの初期で単関節にしか症状がなく，滑膜炎が軟部に腫瘤を形成することや，骨へ炎症が波及しMRIで骨病変として描出されることがあり，しばしば関節リウマチが腫瘍外来に軟部腫瘍，骨腫瘍として紹介されることがあります。

30代女性：左足痛，腫脹（図4-2）

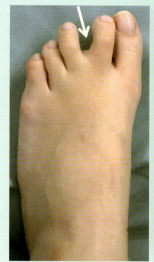
a 足部外観

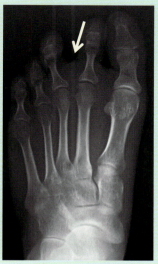
b 足部X線正面像

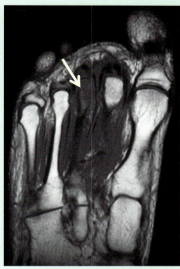
c MRI T1強調冠状断像

図4-2　30代女性：左足部痛
1年ほど前から左足部痛と腫脹を生じ，他院MRIで骨病変を認め紹介受診した。
左足部の腫脹と第2・3趾間の拡大を認めるが（a, b矢印），X線像で骨病変ははっきりしない。
MRIでは第3中足骨に輝度変化を認め（c矢印），一見骨腫瘍疑いであるが，実際はMTP関節の滑膜炎から骨へ炎症が波及したものであった。

第1章　よくあるパターンの考え方

COLUMN

私を学会に連れてって

　整形外科医になってすぐの若い頃に，先輩の医師から，今度学会があるから行って勉強してきたら，と言われて早速学会に参加しました．しかし知識の乏しい新人医師が1人で学会に行っても右も左もわからない状態で，発表の内容もよく理解することができませんでした．正直なところ学会をつまらないと感じた気がします．

　私と同じような経験をしている若い医師も多数いるのではないかと思います．例え話ですが，もし野球をほとんど知らない人がたまたまチケットをもらってプロ野球の観戦に1人で行くことになったらゲームを楽しめるでしょうか？正直難しいのではないかと思います．やはり初心者は1人ではなく，野球が好きで知識のある誰かと一緒に行って，試合の見所などを解説してもらいながら観るのがよいだろうと思います．野球に詳しい人と何度か一緒に野球場に足を運んで，次第に知識がついてくれば，後は1人で行ってもゲームを楽しみ，自分なりの見方ができるようになってくるでしょう．

　学会もこれと同じだと思います．経験の乏しい医師は先輩医師と一緒に学会に行って，いろいろ教えてもらいながら学会に慣れていくのがよいと思います．ずっと以前に順天堂大学でそのような趣旨で若手医師を学会に連れて行く試みを行ったことがありますが，なんだかあまり若手の医師からは喜ばれず終わりました．ひょっとすると「うざい先輩」と思われていたかもしれません．しかしこれに懲りずに，今後も機会があれば若い医師を学会に連れて行きたいと思います．

1-5 辺縁硬化の乏しいパターン③

- **70代男性**：3カ月ほど前から外傷なく左膝痛を生じ，次第に増悪し外来を受診した。
図5-1にX線像を示す。

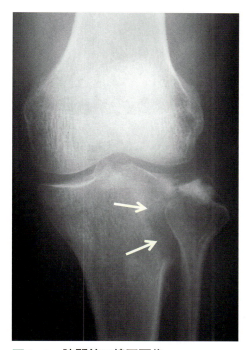

図5-1　膝関節X線正面像

脛骨近位骨幹端から骨端に骨透亮像（矢印）を認めますが，診断名はなんでしょう？

1-5 辺縁硬化の乏しいパターン③

画像所見 　脛骨近位骨幹端から骨端に骨透亮像を認め（図5-1矢印），骨皮質の破綻を伴っています．辺縁硬化は認めません．造影CTでは同部に造影される腫瘤形成を認めました（図5-2）．画像所見からは悪性腫瘍と考えられ，中高年の骨悪性腫瘍で最も頻度の高いものはがんの骨転移です．

経　過 　本症例は脛骨の関節面が比較的保たれていたことと，予後が短いと予測されたため，掻爬と骨セメント充填，内固定を行い（図5-3），術直後から患肢荷重としました．

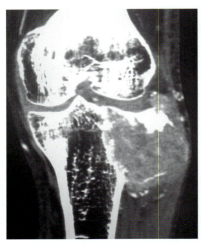

図5-2　膝関節造影CT冠状断
骨皮質の破壊と造影される腫瘤を認める．

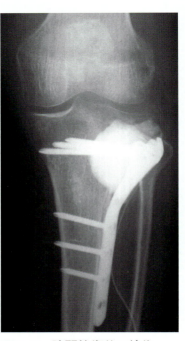

図5-3　膝関節術後X線像
腫瘍の掻爬と骨セメント充填・内固定を行った．

回答

がん骨転移
（大腸癌骨転移 Bone metastasis from colon cancer）

1-6 辺縁硬化の乏しいパターン④

- 80代女性：数カ月前から外傷歴なく鼠径部痛を生じ，次第に増悪し外来を受診した。図6-1にX線像と単純CTを示す。

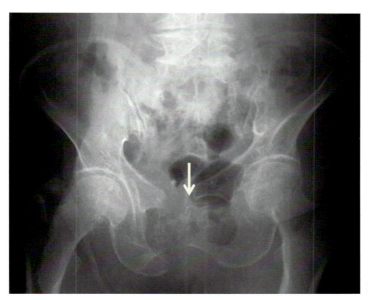

図6-1a　骨盤X線正面像

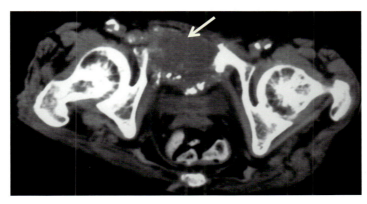

図6-1b　骨盤単純CT

両側の恥骨から坐骨に骨透亮像（矢印）を認めますが，診断名はなんでしょう？

1-6 辺縁硬化の乏しいパターン④

画像所見

両側の恥坐骨に骨融解を認め，病変辺縁硬化がはっきりしません。

骨融解が強いため悪性腫瘍を疑いたくなりますが，それにしては左右対称性に骨が融解していることが不自然です。

単純CTでは骨融解部に低密度の部分を認め，内部の液体貯留と考えられますが（図6-1b），腫瘍性病変がはっきりせず，液体は変性した血腫と考えられます。本症例は原発性骨粗鬆症による骨脆弱性骨折で骨吸収を生じたものでした。

経　過

本症例は骨生検などは行わず，骨粗鬆症に対するビタミンD3製剤とビスホスホネート製剤を用いて保存療法を行い，骨硬化を認めました。

回答 骨脆弱性骨折 Insufficiency fracture

骨脆弱性骨折：ホンダサインとは？

　高齢者に多くみられる骨粗鬆症から生じる骨盤の骨脆弱性骨折では骨盤の前方で恥坐骨が骨折することで骨盤輪が不安定となり，さらに後方で仙椎が横骨折し，仙腸関節部付近が縦骨折することがあります。この後方での仙椎と腸骨の骨折が骨シンチグラフィで本田技研のエンブレムに似て見えることから海外の放射線科医によって「ホンダサイン（Honda sign）」と名付けられています。

70代女性：ホンダサイン（図6-2）

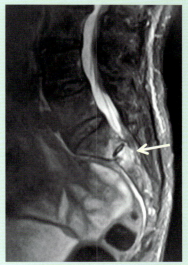

a　脂肪抑制MRI T2強調矢状断像

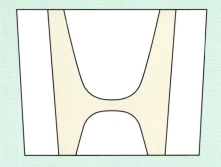

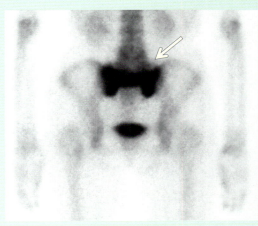

b　骨シンチグラフィ

図6-2　70代女性：ホンダサイン
特に誘因なく腰殿部痛を生じ受診した。MRIでS1/2部に輝度変化を認め（a矢印），椎間板輝度変化や腫瘤形成は認めず，骨折と考えられる。骨シンチグラフィで仙骨から仙腸関節部に集積を認め，いわゆるホンダサインの所見である（b矢印）。

第1章　よくあるパターンの考え方

2 骨硬化像

Introduction

X線像で骨が硬化していたらどう考えるか

　骨が硬化する場合は反応性に正常骨の骨芽細胞や骨細胞が増殖している場合と腫瘍自体が骨を形成する場合があります．反応性の原因は多岐にわたり，日常診療で最もよく目にするものは変形性関節症や退行変性に伴う軟骨下骨の硬化や骨棘形成です．それらは病変の部位や形態から診断に難渋することはほとんどないと思われます．スポーツなどオーバーユースに伴う疲労骨折も仮骨形成で骨硬化として認められることがあります．

　疲労骨折は典型的な部位であれば診断に迷うことはないと思われますが，非典型的な部位では骨腫瘍との鑑別が必要になることがあります．また，骨髄炎や軟部の膿瘍などの感染でも著明に硬化を生じることがあります．

　腫瘍で硬化するものとして有名なのは痛みを伴い思春期に好発する類骨骨腫です．一方，思春期から若年成人に好発する骨肉腫も腫瘍性に骨化を生じるため，著明な硬化像を示すことがあります．類骨骨腫では皮質骨が肥厚しますが骨皮質の破綻を生じることはありません．しかし骨肉腫では通常骨皮質が破壊されていきます．また日常診療で最も頻度の高い悪性腫瘍は中高年で好発するがん骨転移です．

　骨肉腫の発生は日本国内で年間200〜300例程度と考えられますが，がんは40〜50万例程度とされ，がん症例の10〜20%程度が骨転移を合併するとのデータがあることから，がん骨転移は多く見積もると年間10万例程度の発生と考えられます．このことからすべての臨床医にとって，転移性骨腫瘍は日常診療で必ず遭遇するありふれた疾患であるといえます．特に前立腺癌は骨転移の頻度が高く，中年以上の男性で骨に異常な硬化像を認めた場合，必ず鑑別として考えなくてはならない疾患です．また前立腺癌より頻度が下がりますが，他のがんでも骨硬化を生じることがあります．

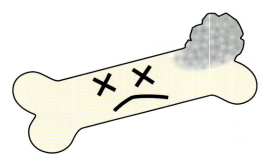

2-1 ごく一部が硬化するパターン

- **30代男性**：週一回2km程のジョギングを始めたが1ヵ月程度で特に外傷のエピソードなく左膝痛を生じ，外来を受診した。
  図7-1にX線像を示す。

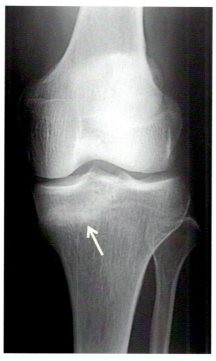

図7-1　膝関節X線正面像

脛骨骨幹端に骨硬化像（矢印）を認めますが，診断名はなんでしょう？

2-1 ごく一部が硬化するパターン

画像所見　脛骨骨幹端に骨硬化像を認めます（図7-1矢印）。MRI検査ではT1強調像で低輝度に描出される骨折線のみで腫瘤性病変を認めず（図7-2a矢印），脂肪抑制像では骨折周囲の骨髄内に広範に浮腫を伴っており（図7-2b矢印），脛骨近位の疲労骨折と考えられます。脛骨の疲労骨折はランニングでは近位に多く，跳躍では中央部に多く生じます。

経過　本症例は疲労骨折と診断し，ジョギングの休止で症状は軽快しました。

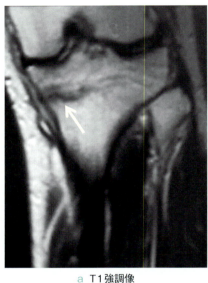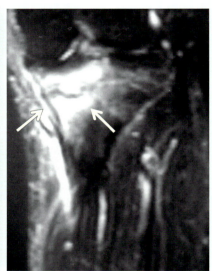

a　T1強調像　　　　　　　　　　　b　脂肪抑制像

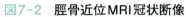

図7-2　脛骨近位MRI冠状断像

回答　疲労骨折 Stress fracture

2-2 広範囲が硬化するパターン

- 50代女性：特に誘因なく数年来膝痛があり，外来を受診した。発熱など他の症状はない。
  図8-1にX線像を示す。

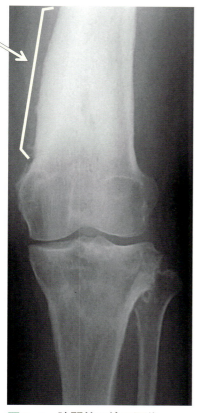

図8-1　膝関節X線正面像

大腿骨骨幹端から骨幹部に骨硬化像（矢印）を認めますが，診断名はなんでしょう？

2-2 広範囲が硬化するパターン

画像所見

　大腿骨の遠位骨幹端から骨幹部に硬化像を認めますが（図8-1矢印），骨皮質が肥厚していて慢性的な変化を疑わせます。

　MRIでは大腿骨骨髄内から関節包，軟部組織まで広範に炎症の波及を認め（図8-2矢印），腫瘤形成は認めません。血液生化学検査では軽度CRP上昇を認めました。本症例の診断は慢性骨髄炎で発熱などの急性期症状がなかったため，いわゆるGarré骨髄炎と考えられました。

経過

　本症例は軽度の痛みだけで症状に乏しく，消炎鎮痛薬で経過観察としました。

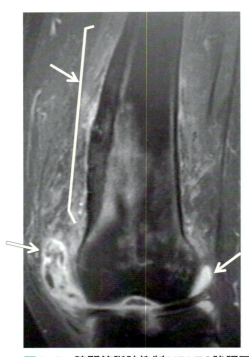

図8-2　膝関節脂肪抑制MRI T2強調冠状断像

回答

慢性骨髄炎
（Garré骨髄炎 Osteomyelitis of Garré）

2-3 多発性に硬化するパターン

- **80代女性**：特に誘因なく1カ月程前から殿部痛を生じ，外来を受診した。図9-1にX線像を示す。

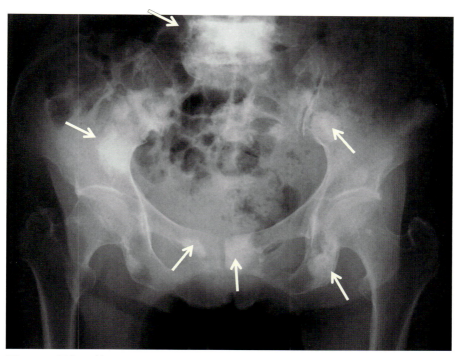

図9-1 骨盤X線正面像

骨盤と第5腰椎に多発性の骨硬化像（矢印）を認めますが，診断名はなんでしょう？

2-3 多発性に硬化するパターン

画像所見

　骨盤と第5腰椎に複数の硬化像を認めます。骨破壊ははっきりしません。40歳以上の年齢で多発性に骨病変があれば骨破壊を伴っていなくてもがん骨転移は必ず疑う必要があります。腫瘍マーカーと胸腹部造影CTによる検索の結果，乳癌があり，その多発骨転移と診断しました。一般にはがんの骨転移では骨が融解して破壊されるイメージがありますが，骨が硬化することも稀ではありません。
　がんの骨転移で硬化性所見を示すもので頻度が高いものは男性の前立腺癌ですが，乳癌，肺癌，胃癌などもしばしば硬化性となることがあり，どのようながんであっても硬化を示す場合があります。女性で骨が硬化しているからがん骨転移ではないということはなく，注意が必要です。

経　過

　本症例はホルモン療法が行われ，症状は改善しました。

回答

がん骨転移（乳癌の硬化性転移
Sclerotic bone metastasis from breast cancer）

COLUMN

関東整形災害外科学会集談会

　関東整形災害外科学会は長い歴史をもつ関東地区の整形外科医の学会で，年一回の本会と年4回程度の集談会を行っています。なかでも集談会は関東地区における地方会としての役割があり，若い整形外科医の学会デビューの場となっています。私も遠い昔に同学会で医師になって初めての発表をしたことをよく覚えていますし，名だたる教授の方々のお話をお聞きしても同様の先生が多いようです。

　そのように若い医師が発表することが多いことから，発表内容は良くも悪くも正直で，その施設はどの程度の診断能力があり，どのような治療が行われているのか，指導医の能力はどの程度なのかがストレートにわかってしまう怖い会でもあります。最近はそうでもありませんが，昔の発表では実際に行った治療と文献で調べた適切な治療が全く違っていて，学会場でその理由を質問されても答えられず大炎上するようなこともありました。最近では上級医の指導が良くなっているのか，炎上することは少なくなっていますが。

　しかし最近，その集談会に偉い先生の出席が減っているように見受けられます。以前は若い先生の発表に対して，他大学の教授が「君は私の書いた論文を読んでないのか！」などと本気で説教していて，若い整形外科医を大学や施設の枠を越えて育てていく意識があったような気がします。いまは週末毎に大きな学会や講演会が数多くあり，偉い先生が地方会に出席することが難しくなっていることが一因かと思います。しかし地方会は若手を育てる最も基本となる学会ですので，皆で参加して盛り上げていきたいものです。

3 軟部の骨・カルシウム性の病変

Introduction

X線像で軟部に骨・カルシウム性の病変があったらどう考えるか

　軟部にX線不透過性病変があった場合は異物でなければ骨・カルシウム性病変と考えられます。骨なのかカルシウムのみなのかは厳密には病理組織学的検査を行わなくては確定できません。骨・カルシウム性病変を形成する疾患は各種あり，腫瘍，反応性病変，代謝性疾患，膠原病などです。それらはX線像でのパターンと診察所見や血液生化学所見などで鑑別していくことになります。

　骨化や石灰化を伴う軟部腫瘍として比較的頻度が高いものは血管腫，脂肪腫，神経鞘腫ですが，比較的頻度が低いものとして滑膜肉腫，骨外性骨肉腫があります。また比較的頻度が高くそれらと鑑別を要するものとして，骨化性筋炎があります。骨化性筋炎は炎症が強い急性期には骨化がはっきりせず，炎症が治まってくると病変の周辺部にシェル状に骨化をきたす"zoning phenomenon"が典型的です。骨外性骨肉腫など悪性腫瘍では通常，腫瘍内部から不整な骨化を生じる"reverse zoning phenomenon"を認めます。

3-1 辺縁整の小結節のパターン

- 40代女性：特に誘因なく数年前より殿部から大腿近位の痛みがあり，外来を受診した。
  図10-1にX線像を示す。

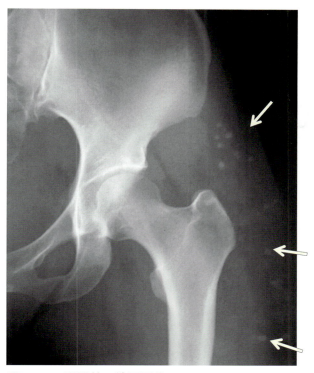

図10-1　股関節X線正面像

股関節周辺の軟部組織に多数のX線不透過性病変（矢印）を認めますが，診断名はなんでしょう？

3-1 辺縁整の小結節のパターン

画像所見　股関節周囲に多数の小腫瘤状のX線不透過性病変を認め（図10-1矢印），類円形で辺縁は整っています。MRIではT1強調像で等信号，T2強調像で高信号の丸い病変を皮下脂肪内に多数認めます。X線不透過性病変だけでしたら，T1強調像，T2強調像共に低信号に描出されるので（図10-2矢印），それだけではありません。MRI所見は血管腫に合致するもので，静脈石（石灰化）を伴う血管腫と考えられます。

経　過　本症例は画像のみで血管腫と判断し，切除は行わず消炎鎮痛薬で症状は改善しました。

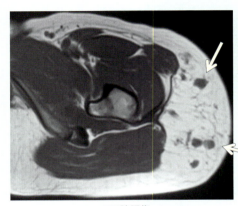 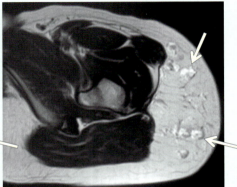

　　a　T1強調像　　　　　　　　　　　　b　T2強調像

図10-2　股関節MRI横断像

回答　血管腫 Hemangioma

3　軟部の骨・カルシウム性の病変

3-2 zoning phenomenonのパターン①

- **70代男性**：特に誘因なく数年前から肘に柔らかい腫瘤を自覚していた。痛みなどなく様子をみていたが次第に増大し，外来を受診した。
  図11-1にX線像を示す。

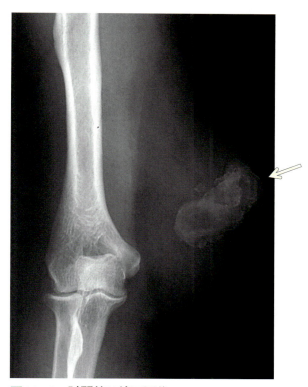

図11-1 肘関節X線正面像

肘関節近傍の軟部組織にX線不透過性病変（矢印）を認めますが，診断名はなんでしょう？

3-2 zoning phenomenonのパターン①

画像所見

肘関節の尺側にX線不透過性の病変を認めます（図11-1矢印）。辺縁はやや不整で内部は不均一です。よくみるとX線不透過性病変の周囲も腫大しており，皮下脂肪と同程度の密度です。

MRI所見でT1強調像，T2強調像ともに大部分高信号な病変の内部に，一部低信号の部分があり，高信号の部分が脂肪腫と考えられます（図11-2）。脂肪腫は内部に骨化を伴うことがあり，MRIで低信号の部分がX線不透過性病変です。他に内部に骨化または石灰化を伴うことのある軟部腫瘍としては神経鞘腫，石灰化上皮腫，滑膜肉腫などが挙げられます。なお脂肪腫に比べて稀ですが，脂肪肉腫でも骨化を伴うことがあります。

経過

本症例は腫瘍単純切除を行い（図11-3），X線不透過性病変は病理組織学的にも成熟した骨でした。

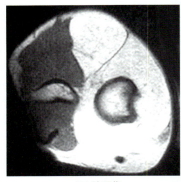
a T1強調像

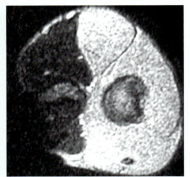
b T2強調像

図11-2　肘関節MRI横断像

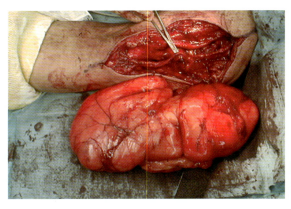

図11-3　術中所見
柔らかい脂肪腫の内部に硬い骨化を伴っていた。

回答　脂肪腫 Lipoma（内部に骨化を伴う）

3-3 zoning phenomenonのパターン②

- **20代女性**：特に誘因なく3週間前から大腿痛と腫脹を生じ，外来を受診した。図12-1にX線像を示す。

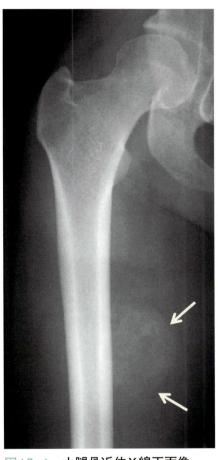

図12-1　大腿骨近位X線正面像

大腿骨近傍の軟部組織にX線不透過性病変（矢印）を認めますが，診断名はなんでしょう？

3-3 zoning phenomenonのパターン②

画像所見
大腿の中央部内側にX線不透過性の病変を認めます（図12-1矢印）。辺縁はやや不整で，内部は均一です。大腿骨には変化を認めません。病変の硬化は周辺からシェル状になっており，"zoning phenomenon"の所見です。MRIではT1強調像で等信号で，T2強調像では高信号の腫瘤が筋層に認められ，腫瘤を形成しています（図12-2矢印）。T2強調像では腫瘤周辺が広範に高信号になっており，炎症が強い病変であることがわかります。病理組織学的にも炎症と反応性の骨形成で骨化性筋炎でした。

経過
本症例は消炎鎮痛薬で症状は軽快し，骨化性病変は残存しましたが，そのまま経過観察としました。

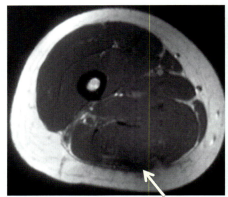
a　T1強調像

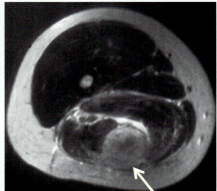
b　T2強調像

図12-2　大腿MRI横断像

回答　骨化性筋炎　Myositis ossificans

3-4 reverse zoning phenomenonのパターン

- **70代男性**：6 カ月ほど前に右膝部の無痛性の硬い腫瘤に気づいた。次第に大きくなり，外来を受診した。
  図 13-1 に X 線像を示す。

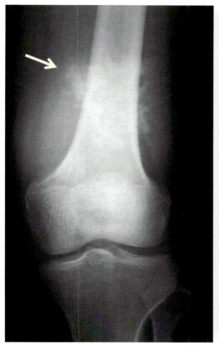 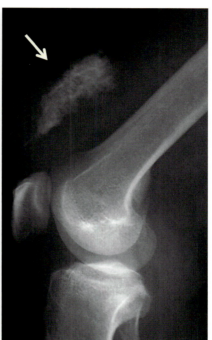

a　正面像　　　　　　　　　　　　b　側面像

図13-1　膝関節X線2方向像

大腿骨遠位の軟部組織にX線不透過性病変（矢印）を認めますが，診断名はなんでしょう？

3-4 reverse zoning phenomenonのパターン

画像所見　大腿骨の前方にX線不透過性病変を認め（図13-1矢印），大腿骨には変化を認めません。病変の硬化は周辺からシェル状ではなく"reverse zoning phenomenon"の所見です。MRI T1強調像で等信号，T2強調像で等～高信号の軟部の腫瘤を認め，単純な骨化，石灰化ではない所見です（図13-2矢印）。生検を行い，病理組織学的所見は骨外性骨肉腫でした。

経過　本症例は腫瘍広範切除を行いました。

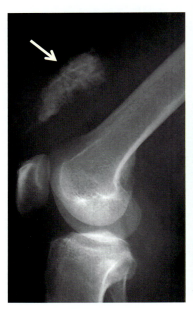

図13-1　膝関節X線側面像

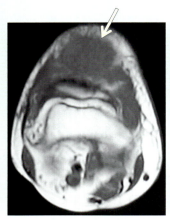 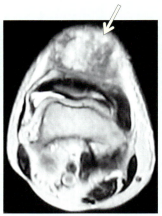

a　T1強調像　　　　　　b　T2強調像

図13-2　膝関節MRI横断像

回答　骨外性骨肉腫 Extraskeletal osteosarcoma

4 軟部病変

Introduction

X線像で写らない軟部病変のMRI所見をどう考えるか

　X線像で写る病変には腫瘍から代謝性疾患などさまざまなものがありました．一方，近年では先進国中で第一位という日本のMRI普及率に伴い軟部病変ではどのような症例でもMRIを撮る時代になってきたといえます．するとさまざまな疾患がMRIで「異常所見」として描出され，多くが整形外科の外来を受診するようになりました．

　MRI自体は非常に有用な検査で，特に初期で病変が小さな時期でもその所見を捉えることができ，他の検査で診断がつかない時にMRIを撮ること自体は良いことだと思います．しかし「異常所見」があったから腫瘍であるというわけでもないので，基本を踏まえたうえでじっくり考える必要があります．

　基本の第一は評価可能なMRIをオーダーすることです．特に都市部で多いMRIを外注で撮ってくれる画像専門施設に依頼する場合は，撮影条件を指定しないと意図した画像が得られないこともあります．

> ①解剖学的位置の把握のため基本は横断像とし，必要に応じて矢状断，冠状断を追加する．
> ②原則的にスピンエコー法のT1強調像とT2強調像の比較で判定する．可能であれば適宜脂肪抑制（選択的脂肪抑制：STIR像など）と拡散強調像を追加する．
> ③状況が許せば造影は行った方がよい．造影する場合は基本的に高輝度に描出されるT2強調像ではなく，通常のT1強調像ないし脂肪抑制像で造影する．

MRI撮影条件の選択

　スピンエコー法（SE）は最も基本的な撮影法であり，骨軟部腫瘍の診断技術はSEでの経験と知識の蓄積によって進歩してきた歴史があります．撮影時間が長くかかることが弱点で，特に膝や肩関節のMRIは施設によってはより撮影時間の短いフィールドエコー法（FE）などの条件で撮影される場合があります．しかしFEで撮影されたMRIで偶発的に腫瘍性病変が発見された場合は，その質的診断が困難となります．その場合，多くはMRI再撮影が必要となるため，腫瘍性疾患を疑った場合はSEでの撮影を依頼しておくことが大切です．

　また，膝関節などで靱帯損傷を疑っている時には腫瘍のMRIで最も重要な横断像がほとんど撮影されない場合があります．少なくとも通常のT1とT2の横断像は必要であり，そのようにオーダーしていただきたいと思います．

MRI画像の評価

　さて，評価可能なMRIが撮れれば次はその評価と診断になります．軟部病変のMRIで第一にみることは病変が腫瘤として存在するか，それとも境界が曖昧で腫瘤としてはっきりしないものかどうかです．腫瘤がはっきりしている場合は軟部腫瘍の可能性が高くなります．またはっきりしないものの多くは腫瘍ではなく，炎症や反応性病変です．

　さて，病変が腫瘤としてはっきりしていて軟部腫瘍と考えられる場合は，次に質的診断です．軟部腫瘍のMRI評価をまとめると表4-1のようになります．

表4-1 軟部腫瘍・軟部病変のMRI評価

T1強調像	T2強調像	評 価
低信号	高信号	腫瘍の最もよくあるパターン T2が非常に高信号なら水分の多い病変
高信号	高信号	脂肪か早期の出血
低信号	低信号	細胞や水分の少ない組織，骨や線維など
高信号	低信号	メラノーマで認められるが通常はみられないパターン

　MRI検査の造影については，問診や採血検査の追加などが面倒なので，つい省略しがちなこともあるかと思います。骨軟部腫瘍には生きた腫瘍細胞が増殖するため必ず血流があります。血流がないものは腫瘤としてはっきりしていても腫瘍ではありません。日常診療でよく遭遇するものは皆さんおなじみのガングリオンですが，辺縁部のみ造影され，内部は造影されません。造影が行われていないと時に判断に迷うこともありますので，小学校低学年以下の小児や，腎機能障害や糖尿病などの理由で造影が難しい例を除いて，MRIは原則，造影を行った方が無難です。

4-1 腫瘤として辺縁がはっきりしないパターン

- **50代女性**：特に誘因なく数日前から腹壁の腫瘤を自覚した。痛みもあり、外来を受診した。
  図14-1にMRIを示す。

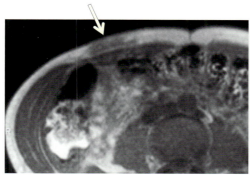
a　T1強調像

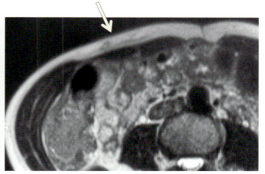
b　T2強調像

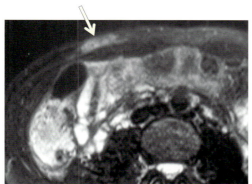
c　脂肪抑制像

図14-1　腹部MRI横断像

MRIで皮下脂肪内に病変（矢印）を認めますが、診断名はなんでしょう？

4-1 腫瘤として辺縁がはっきりしないパターン

画像所見

病変は皮下にあり，MRI T1強調像で筋と等信号，T2強調像でやや高信号，脂肪抑制像で高信号に描出されますが，いずれも辺縁が不明瞭で腫瘤としてはっきりしません（図14-1）。炎症性病変と考えられ，皮下であることから結節性筋膜炎と診断しました。

結節性筋膜炎は皮下に発生する病変で，名称は筋膜炎ですが皮下組織の筋膜に接していない部位から生じることもあります。従来は炎症に伴う反応性病変と考えられていましたが，最近ではMYH9-USP6癒合遺伝子の存在が判明しており，一過性に増殖する線維性腫瘍であるとする説もあります。

臨床的な特徴としては20〜50代に好発し，部位は上肢に最も多く，次いで頭部，体幹部，下肢に発生します。有痛性のことが多く，短期間で腫瘤が増大し，サイズは通常2cm以下で5cm以上となることはほとんどないとされています。触診では辺縁がしっかりした腫瘤を触れますが，MRIでは辺縁がはっきりしないことも特徴です。結節性筋膜炎は自然に縮小することが多く，診断がついた場合は経過観察します。

経過

本症例は数カ月間のフォローで腫瘤は消失しました。

回答 結節性筋膜炎 Nodular fasciitis

結節性筋膜炎のその他の症例

30代女性：上腕結節性筋膜炎（図14-2）

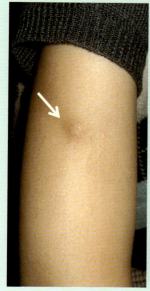

a 外観

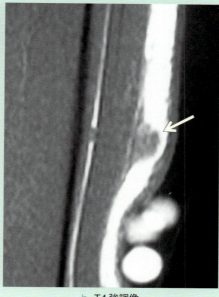

b T1強調像

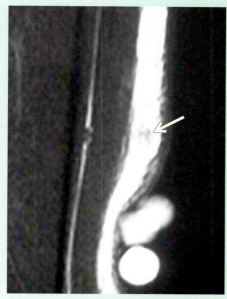

c T2強調像

図14-2 30代女性：上腕結節性筋膜炎の外観とMRI矢状断像
1日程度で上腕の有痛性腫瘤を自覚している。数カ月の経過観察で腫瘤は消退した。

COLUMN

関東骨軟部腫瘍研究会

　関東においては多施設の医師が集まって行う骨軟部腫瘍の症例検討会がいくつかあります。その中で最も長い歴史があるものが関東骨軟部腫瘍研究会で，基本的に毎月開催され，2015年12月の時点で240回目でした。私も骨軟部腫瘍に携わり始めたころから同会に参加させていただき，諸先輩が画像所見をどのように読み，判断するのかを一生懸命聞いて覚えたものでした。同会には『標準整形外科』などの教科書を書いているような偉い先生が何人も参加されており，そのような先生と同じ部屋で勉強していることに深い感銘を受けた思い出があります。また病理の顕微鏡像も提示され，病理の先生の話を聞いて画像と対比することもとても勉強になったと思います。

　同会は司会の先生から指名されると，診断について述べないといけないので，難しい症例の時などは冷や汗が出る思いでした。最近ではあまり夜遅くなっても大変なので，20時以降は適宜切り上げることになっていますが（世の中がだんだんスマートになっていると感じます），昔は皆が持ち寄った症例は全部検討するまで終わらない方針で，終了が21時を回ることも珍しくなく，終わった頃には疲労困憊していたものでした。会が終わると居合わせた先生達と飲みにいくこともあり，会場では話しきれなかった学問的なこと，学問とは全く関係ないことも教えていただきそちらも非常に勉強になったと思います。

　いまはインターネットで検索するとさまざまな情報が部屋から出ることなく得られますが，このような泥臭い勉強法も有用ではないかと思います。若い先生方はそれぞれの興味のある分野の勉強会にぜひ積極的に参加してみてください。

4-2 腫瘤として辺縁がはっきりしているが内部が造影されないパターン

- 40代男性：特に誘因なく数カ月前から膝部の腫瘤を自覚した。痛みはなく様子をみていたが，大きさが変わらないため，外来を受診した。
  図15-1にMRIを示す。

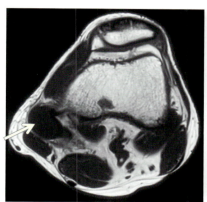

a　T1強調像

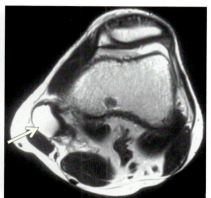

b　T2強調像

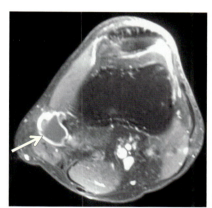

c　造影脂肪抑制像

図15-1　膝関節MRI横断像

MRIで膝関節近傍に病変（矢印）を認めますが，診断名はなんでしょう？

4-2 腫瘤として辺縁がはっきりしているが内部が造影されないパターン

画像所見　膝関節近傍にT1強調像で筋と等信号，T2強調像で均一に高信号なことから水分が非常に多い病変です。辺縁ははっきりしていますが，造影脂肪抑制像で辺縁のみ造影され，内部には造影効果を認めず，内部に血流のない病変です。T1強調像，T2強調像の所見とを合わせて嚢腫と考えられます（図15-1）。穿刺するとゼリー状の内容物を吸引し，ガングリオンでした（図15-2）。

経過　本症例は穿刺後，経過観察のみとしました。よくある手関節部のガングリオンの場合は，実際の臨床現場では全例MRIを撮ることは医療コストを考えると困難と考えられます。よって実際は超音波で内部が低エコーなこと，拍動性がなくドップラーで内部に血流がないこと（動脈瘤ではないこと）を確認してから診断を兼ねて穿刺するようにしています。その場合，大切なことは臨床所見，超音波でガングリオンのようにみえても，実は悪性を含め粘液性の軟部腫瘍のことがあることです。悪性腫瘍を出血させると腫瘍細胞が播種する可能性があるため，穿刺しても内容物が引けない場合は無理せず速やかに諦めて，造影を含むMRIを撮ることが大切です。

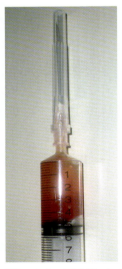

図15-2　穿刺した内容物

回答　ガングリオン Ganglion（嚢腫 Cyst）

ガングリオンのその他の症例

10代女性：手関節部ガングリオン（図15-3）

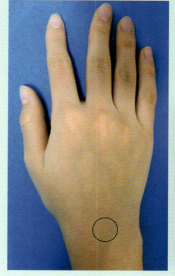
a 外観

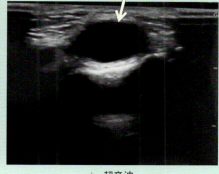
b 超音波

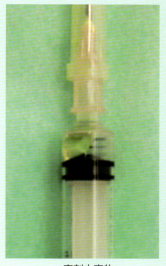
c 穿刺内容物

図15-3　10代女性：手関節部ガングリオン
手関節部に腫瘤を認め（a），辺縁ははっきりしているが超音波では内部は均一に低エコーで，拍動は認めない（b）。診断を兼ねて穿刺しゼリー状の内容を吸引した（c）。

MEMO

| 付 | **問診・理学所見で考えてみよう①** |

- 40代男性：左肘痛, 腫瘤

| 患者からの訴え | ◆2カ月ほど前から右肘にしこりがあり，やや痛いです。なんとなく腕の節々が痛い感じもあります。特にぶつけたりした覚えはありません。
◆しこりが小さくならないので近所の先生のところに行ったら，MRI検査で軟部腫瘍があるから大きな病院を受診した方がよいといわれて来ました。
◆全身的な発熱や感冒症状などはありません。
◆過去に特に大きな病気をしたことや，持病などはありません。運動は週1～2回スポーツクラブに行ってトレーニングしています。
・仕事はデスクワークです。家で猫を飼っています。 |

| 理学所見 | 右肘皮下に径1～2cm程度の腫瘤を複数個認める。自発痛と圧痛軽度，熱感軽度，発赤なし，拍動なし。腋窩リンパ節腫大なし。四肢関節の腫脹なし。 |

| 問診・理学所見の要約 | ◆肘の腫瘤で比較的長い期間経過している
◆1～2cm程度で複数の腫瘤
◆痛みや熱感が軽度ある
◆動物を飼育している |

診断名はなんでしょう？

付 問診・理学所見で考えてみよう①

診断の道筋

初診時のMRI T2強調像で右肘皮下に3個のやや高輝度で辺縁のはっきりした類円形の病変を認めます（図1矢印）。同部は肘のリンパ節がある部分であり，複数個の病変があることから反応性リンパ節炎と考えられます。周辺の浮腫は認めず，通常の化膿性リンパ節炎としては炎症が乏しい印象です。

話を聞くと猫と遊んで手をひっかかれたり甘噛みされることもあるそうで，指に小さな創もありました。猫ひっかき病は人獣感染症でグラム陰性桿菌のバルトネラ・ヘンセラ菌/リケッチアによるものでリンパ節炎を主体とします。

培養で菌が陽性にならないことがあり，血清IgG抗体とIgM抗体の上昇が認められた場合は本症を強く疑います。数カ月～1年と比較的長期にリンパ節腫大が続くことが特徴です。

治療・鑑別・経過

治療は経過観察ないし，マクロライド系またはテトラサイクリン系抗菌薬を使用します。鑑別は通常の化膿性リンパ節炎と悪性リンパ腫です。通常の化膿性リンパ節炎は黄色ブドウ球菌やレンサ菌によるものが多く，βラクタム系抗生剤が有効です。悪性リンパ腫は抗菌薬が無効で化学療法を行わないと縮小しませんので，抗菌薬で反応しないリンパ節腫大があった場合は，同疾患を疑い内科医に相談する必要があります。

本症例はマクロライド系抗菌薬で軽快しました。

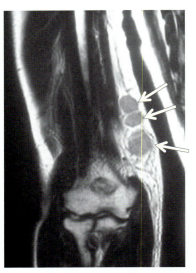

図1　初診時MRI T2強調冠状断像

回答　猫ひっかき病 Cat Scratch Disease・リンパ節炎 Lymphadenitis

付 問診・理学所見で考えてみよう②

- 50代女性：腹痛，腫瘤

患者からの訴え
- この日曜日に寝ていると急にお腹が痛くなりました。その後，ずっと痛くて気づくとお腹にしこりがありました。
- 月曜日になって痛みはややよくなりましたが，しこりは結構大きくなっていて近所の先生のところでみてもらったところ腫瘍だから大きな病院を受診した方がよいといわれて，今日水曜日に来ました。いまでは痛みはほとんどなくなりました。
- 過去に特に大きな病気をしたことや，持病などはありません。運動も特にしていません。仕事は普通の主婦です。

理学所見
左腹直筋に一致して弾性硬で長径7cm程度の腫瘤を認める。自発痛と圧痛軽度，熱感や発赤なし，拍動なし。

問診・理学所見の要約
- 安静時に急な痛みで発症，その後，痛みは自然経過で軽快している
- 一晩で大きくなっている
- 長径7cm程度で比較的大きい
- 熱感，発赤はなく感染は否定的
- 腹直筋に生じている

診断名はなんでしょう？

付 問診・理学所見で考えてみよう②

診断の道筋

すぐに造影CTを撮ったところ，腹直筋に造影効果の乏しい筋と同程度の密度を示す病変を認めました（図1矢印）。急激に大きくなっていること，造影効果が乏しいことからは軟部腫瘍は否定的です。急激に大きくなる病変の鑑別として感染または膿瘍がありますが，膿瘍では内部が低密度で周辺のみ造影される所見があり，熱感や発赤が乏しいことからも否定的です。なぜか腹直筋は非外傷性に血腫を生じることがあり，臨床診断は腹直筋血腫です。

非外傷性腹直筋血腫は腹壁組織が脆弱になりやすい中高年女性に多く，出血性素因として肝硬変，抗凝固薬の使用があることもありますが，それらがないことも少なくないです。

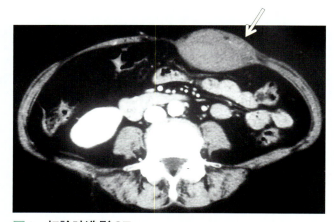

図1　初診時造影CT

A 回答

腹直筋の血腫
Hematoma of the rectus abdominis muscle

治療・経過　治療は基本的に安静，クーリング，消炎鎮痛薬などの保存療法です．本症例も血腫の臨床診断で生検は行わず，保存療法，経過観察しました．その後，次第に腫瘤の縮小を認め，再発もありませんでした（図2, 3）．

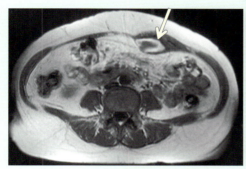 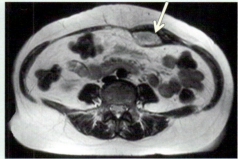

a　T1強調像　　　　　　　　　　　　　　　　　b　T2強調像

図2　1カ月後の腹部MRI横断像
T1強調像で低〜高信号（a矢印），T2強調像で（b矢印）高信号で，血腫の所見である．初発時の造影CTと比べ，縮小を認める．

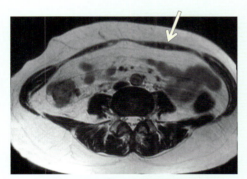

図3　3カ月後の腹部MRI T2強調横断像
血腫は消失している（矢印）．

第1章　よくあるパターンの考え方

症例1　10代半ば男児：右膝痛

- 3カ月ほど前から膝痛があり次第に増強，最初に受診した病院ではX線像で特に問題ないといわれた。
- その後，痛みが増悪し外来を受診した。初診時所見で膝に自発痛と腫脹，膝の屈曲拘縮を認めた。

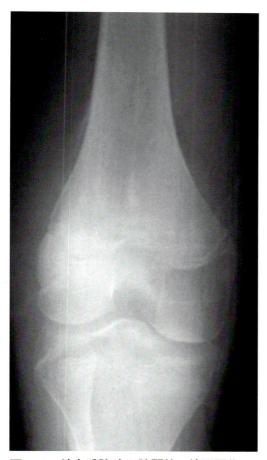

図1-1　外来受診時の膝関節X線正面像

診断名はなんでしょう？

症例1　10代半ば男児：右膝痛

診断のポイント
- 理学所見で膝周辺に腫脹を認める
- X線像をよくみると骨幹端から骨幹部にかけて骨膜反応がある（図1-1矢印）
- MRIで骨外まで広がる病変を認める（図1-2矢印）

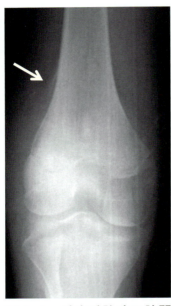

図1-1　外来受診時の膝関節X線正面像

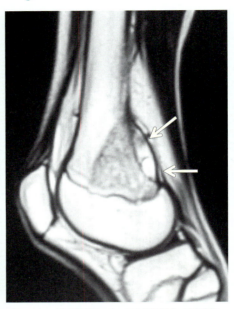

図1-2　膝関節MRI T2強調矢状断像

解説

骨肉腫は原発性骨悪性腫瘍の36％を占め最も頻度の高い悪性骨腫瘍です。その6割は10〜20代に発生し膝周辺が好発部位です。

骨肉腫は腫瘍が類骨を形成するのが特徴ですが，同時に正常な骨が浸潤破壊されるため，それらの割合によってX線所見で骨硬化が強く出たり，骨融解が強く出たりとさまざまなパターンがあり，ときにはほとんど所見がないこともあります。悪性度が高く1カ月程度で進行してしまうため，初診時に見逃さず早期発見することが大切です。

回答　骨肉腫 Osteosarcoma

見逃さないためのポイントは小児や若い成人が膝痛を訴えた場合はとにかく骨肉腫を鑑別として考えること，それ以外では丁寧に触診し腫脹・腫瘤の有無を確かめること，痛みが取れない場合は1〜2週で必ず再診するように指示し，再度X線を撮影することです。なにかおかしいと思ったらMRIを撮影することで比較的容易に骨肉腫を発見することができます。X線像やMRI所見で骨肉腫を疑った場合は一刻も早い専門施設への紹介が望ましく，それ以上の追加検査は必要ありません。

　骨肉腫の治療は腫瘍の悪性度が高く診断がついた時点で微小な遠隔転移を生じていると考えられることから，術前術後の化学療法と広範切除が基本で，手術の切除縁を十分に確保することが困難な場合は補助的に放射線治療を行います。

経過　本症例は腫瘍広範切除と腫瘍用人工関節置換および化学療法を行いました（図1-3，1-4）。

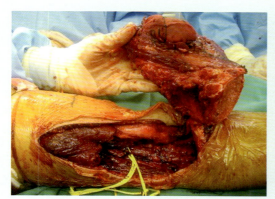

図1-3　手術
大腿骨遠位広範切除を行った。

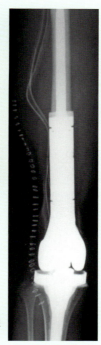

図1-4　術後膝関節X線像
腫瘍用人工膝関節置換を行った。

骨肉腫のさまざまな画像パターン

骨肉腫は最も頻度が高く臨床的に重要な原発性骨悪性腫瘍ですが，非常に多彩なパターンを示します．図1-5〜1-9に骨肉腫のさまざまな画像パターンを提示します．

❶ 硬化の強い例　10代半ば女児：上腕骨骨肉腫（図1-5）

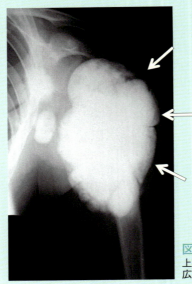

図1-5　上腕骨X線正面像
上腕骨近位に硬化性病変を認め（矢印），骨外まで広がっている．

❷ 骨融解の強いパターン　70代女性：坐骨骨肉腫（図1-6）

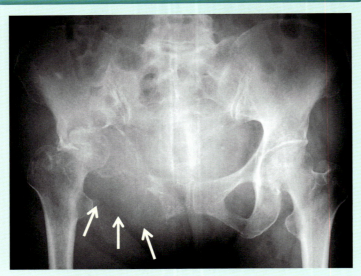

図1-6　股関節X線正面像
恥骨坐骨と臼蓋部が融解し（矢印）骨頭が近位に転位している．硬化性病変は認めず，年齢的に最初はがん骨転移を疑ったが，生検病理診断は血管拡張型骨肉腫であった．

❸ 骨融解と硬化が混在するパターン　10代前半男児：脛骨骨肉腫（図1-7）

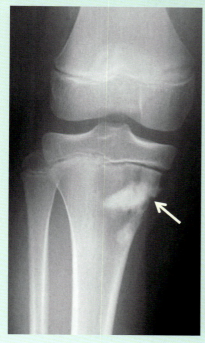

図1-7　膝関節X線正面像
脛骨近位骨幹端に骨透亮像と硬化の混在する病変があり，一部骨皮質の破壊と骨外への硬化性病変の伸展を認める（矢印）。

❹ 骨破壊の乏しいパターン　30代女性：大腿骨骨肉腫（図1-8）

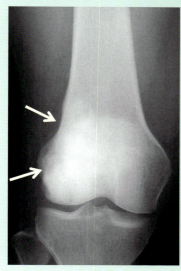 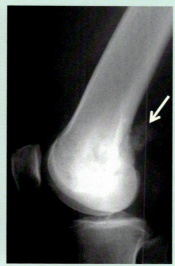

a　正面像　　　　　　　b　側面像

図1-8　膝関節X線2方向像
大腿骨遠位に硬化性病変を認める（矢印）。皮質骨の破壊ははっきりしないが，側面像で大腿骨後方で骨外に伸展する病変を認める。

第2章　骨腫瘍

❺ 骨幹端ではなく骨幹部に透亮像があり画像の端の方で見落としやすいパターン
   20代女性：大腿骨骨肉腫（図1-9）

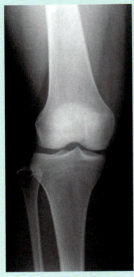
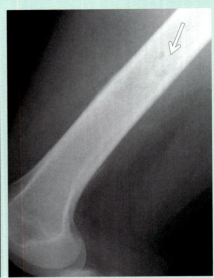

a　正面像　　　　b　側面像　　　　c　bの拡大像

図1-9　膝関節X線2方向像
大腿骨の骨幹部に透亮像を認める（b, c矢印）。

　骨肉腫ではX線像の端にこっそり病変が写ることがあるので，膝が痛いといっても，関節面から離れた画像の端の方を丹念にみる必要があります。
　これらをまとめると以下のようになります。

骨肉腫診断のコツ

- 触診を丁寧にすること
- 若年者で膝痛を訴えるときは常に骨肉腫の可能性を考えること
- 痛みが改善しないときは必ず1～2週で再診するよう説明すること
- X線像の端を丹念にみること
- 骨肉腫はさまざまなパターンがあり骨破壊が目立たない場合もあるのを忘れないこと
- 疑ったらMRI

症例2　60代女性：右大腿痛

- 1年ほど前から大腿痛があり次第に増悪した。近医のX線像で骨病変を指摘され（図2-1），外来を受診した。

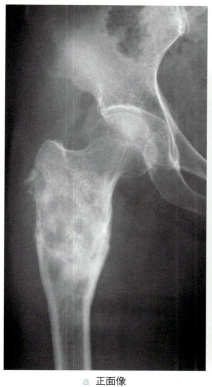
a　正面像

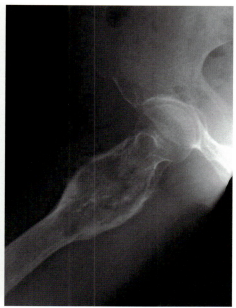
b　側面像

図2-1　股関節X線2方向像

診断名はなんでしょう？

症例2　60代女性：右大腿痛

診断のポイント
- X線像で大腿骨骨幹端から骨幹部にかけて骨融解と硬化が混在する病変を認める（図2-1）
- 大腿骨の横幅が広がっていて，ゆっくりと拡大した病変と考えられる（図2-1矢印）

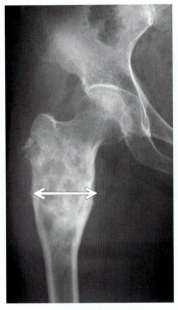

図2-1　股関節X線正面像

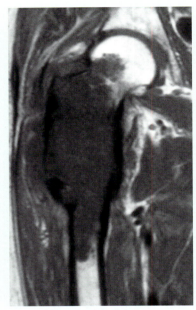 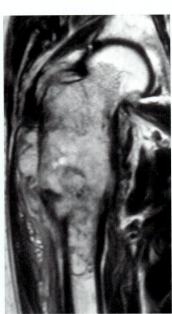

a T1強調像　　　　　　　　　　b T2強調像

図2-2　股関節MRI冠状断像

回答　軟骨肉腫 Chondrosarcoma

解　説

　軟骨肉腫は原発性骨悪性腫瘍の19％を占め骨肉腫に次いで二番目に頻度の高い悪性骨腫瘍です。好発年齢は骨肉腫の若年者と比べて高齢の40代以上の中高年で，好発部位は大腿骨，肋骨，骨盤です。

　軟骨肉腫は腫瘍が軟骨を形成するのが特徴で，骨肉腫に比べ悪性度が低く比較的ゆっくりと病変が拡大するため，骨皮質のひ薄化，膨化（図2-1）を伴うことがしばしばあります。また軟骨から二次性に骨化を生じるため病変内に骨融解像と混在する不整な硬化像を伴うことも特徴です。腫瘍が軟骨性基質をもつため水分が多くMRI T1強調像で低信号，T2強調像で高信号に描出され，分葉状に発育するパターンも特徴的です（図2-2）。比較的頻度は低いと考えられますが，骨軟骨腫や軟骨腫症（Ollier病：オリエール／オリエ病）から二次性に軟骨肉腫を生じることがあります。

　鑑別診断は年齢的要因から，がん骨転移となります。最終的には軟骨肉腫の診断には生検が必要で，中高年の骨病変でがんの骨転移と思われても各種検索で原発巣が見つからない場合は軟骨肉腫の可能性があります。

　軟骨肉腫の治療は骨肉腫と異なり，化学療法や放射線治療の有効性が低く，広範切除が基本となりますが，一部の悪性度の高い症例については化学療法を行うことがあります。

経　過

　本症例は腫瘍広範切除と腫瘍用人工関節置換を行いました。

軟骨肉腫のその他の症例

50代男性：大腿骨軟骨肉腫（図2-3）

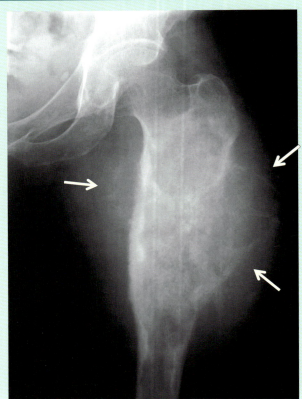

図2-3 大腿骨X線正面像
症例2と同様に大腿骨骨皮質の破壊を認める。大腿骨骨皮質の膨隆とひ薄化（矢印），内部の一部に硬化像を認める。

症例3　20代男性：左殿部痛

- 2カ月ほど前から殿部痛があり次第に増強した。近医のX線像で骨病変を指摘され（図3-1 矢印），外来を受診した。
- 初診時に左骨盤部に腫脹と軽度熱感を伴っていた。

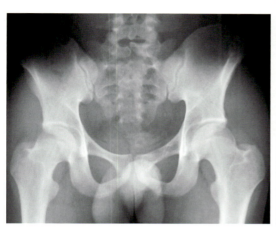

a 正面像

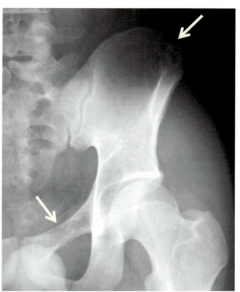

b aの拡大像

図3-1　骨盤X線像

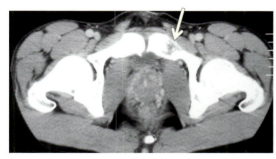

図3-2　恥骨部造影CT

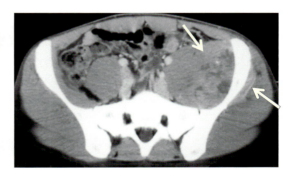

図3-3　腸骨部造影CT

診断名はなんでしょう？

症例3　20代男性：左殿部痛

診断のポイント
- X線像で骨破壊が軽度なのに対し（図3-1b），造影CT・MRIで大きな骨外腫瘤を認める（図3-2〜3-4矢印）
- 触診で腫脹・腫瘤や局所熱感を認めることがある

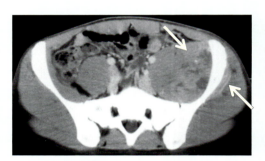

図3-3　腸骨部造影CT

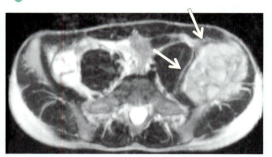

図3-4　腸骨部MRI T2強調横断像

解説

　Ewing肉腫は原発性骨悪性腫瘍の6％を占め比較的頻度の高い骨悪性骨腫瘍です。好発年齢は小児から若年成人で，骨肉腫と比べてやや若い傾向があります。好発部位は大腿骨，骨盤です。

　Ewing肉腫とPNET（primitive neuroectodermal tumor；未熟神経外胚葉性腫瘍）は元々別の疾患と考えられていましたが，近年では同一疾患とされ骨と軟部組織のいずれにも発生するとされています。

　病理組織学的には小円形細胞腫瘍で浸潤性が高く，既存骨を破壊せずに骨皮質をしみ出るように浸潤して大きな骨外腫瘤を形成するとが特徴で，X線像やCTなどで骨破壊が軽度でありながら大きな骨外腫瘤を形成することがあります。

　Ewing肉腫は骨肉腫と同じく診断時点で微小な遠隔転移を生じていると考えられ，治療は化学療法と広範切除が基本で，必要に応じて放射線治療を行います。

経過

　本症例は化学療法から治療を開始しました。

回答　Ewing肉腫（ユーイング肉腫 Ewing sarcoma）／Primitive neuroectodermal tumor；PNET

Ewing肉腫のその他の症例

> 10代前半女児:尺骨Ewing肉腫（図3-5, 3-6）

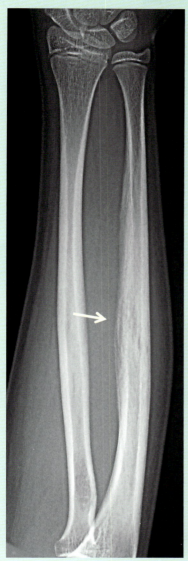
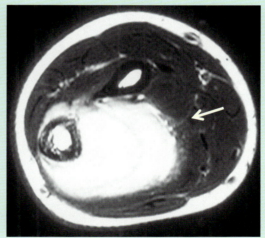

図3-5　前腕X線正面像　　図3-6　前腕MRI T2強調横断像
症例3と同様にX線像での骨破壊は乏しいが（図3-5矢印），MRIでは大きな骨外腫瘤の形成を認める（図3-6矢印）。

Ewing肉腫と鑑別を要する症例

50代男性：骨盤骨悪性リンパ腫（図3-7, 3-8）

　画像上Ewing肉腫と同様のパターンを示す腫瘍に悪性リンパ腫があり，Ewing肉腫との鑑別が重要になります。骨病変のみでリンパ節病変がないものを特に骨悪性リンパ腫といいますが，その好発部位は大腿骨，脛骨，骨盤，脊椎でEwing肉腫と類似しています。年齢は若年者から高齢者まで幅広い年齢で発症しますが，若年者より中高年に多いことが特徴です。

　図3-7, 3-8に骨盤に生じた骨悪性リンパ腫の症例を提示します。骨折を伴っていますが，症例3と類似していることがわかります。このようにEwing肉腫と悪性リンパ腫の画像は類似することがあり，その場合，画像診断での鑑別は困難で病理検査での診断が必要です。しかし中高年のEwing肉腫は比較的稀ですので，中年以降でしたら悪性リンパ腫の可能性がより高いといえます。

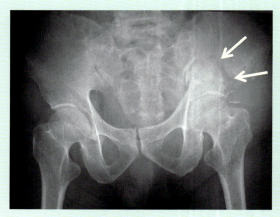

図3-7　骨盤X線正面像
左腸骨に骨折を認める（矢印）。

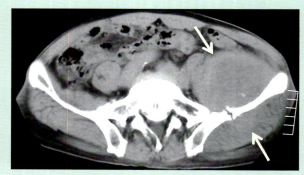

図3-8　骨盤単純CT
単純CTでは腸骨の骨折と軟部の腫瘤形成を認める（矢印）。

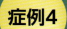

症例4　40代女性：腰痛

- 6カ月ほど前から腰痛があり次第に増悪した。近医のX線像で骨病変を指摘され（図4-1矢印），外来を受診した。
- 初診時，腰部の自発痛，叩打痛を認め，痛みのため腰部可動性は制限されていた。下肢の神経学的異常所見は認めなかった。

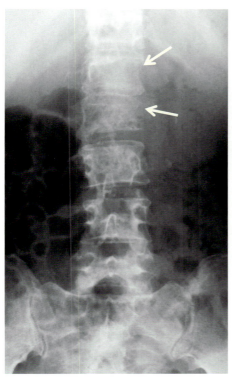

図4-1　腰椎X線正面像

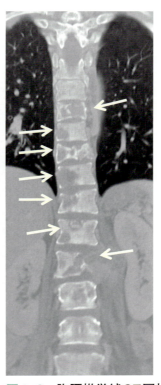

図4-2　胸腰椎単純CT冠状断像

診断名はなんでしょう？

症例4　40代女性：腰痛

診断のポイント
- 腰椎に骨透亮像を認め，椎体骨の融解を認める（図4-1, 4-2矢印）
- 骨透亮像の辺縁硬化を認めない
- 40歳以上

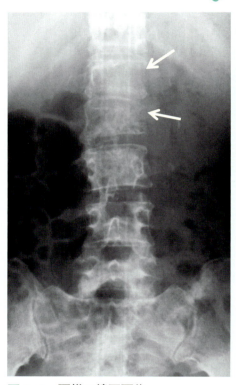

図4-1　腰椎X線正面像

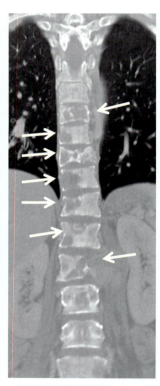

図4-2　胸腰椎単純CT冠状断像

解説　骨肉腫は原発性骨悪性腫瘍で最多とされていますが，一方で稀な腫瘍でもあり，日本全国で1年間の発生例は200例程度と推定されています。それに比べてがんは日本人の2人に1人が罹患するとされている頻度の高い疾患です。

回答
がん骨転移
（乳癌骨転移 Bone metastasis from breast cancer）

がん骨転移症例は国内における年間の発生が10万例程度と考えられます。これは骨肉腫に比べると圧倒的に症例数が多く，日常診療で遭遇する頻度が高い疾患と考えられます。つまり臨床医にとってがん骨転移はいつでもありうる疾患として日々の診療の中で常に意識しておく必要があります。

　では全ての年齢でがん骨転移を念頭に置く必要があるのでしょうか？答えは「NO!」です。2000年から2009年の10年間に順天堂大学の腫瘍外来に登録された症例2,424例の検討でがん骨転移の中で40歳未満の症例は全体の1.5%にすぎませんでした。一方，40歳以上で骨悪性腫瘍症例のうち，それががんの転移ではなく原発性骨悪性腫瘍であったものは約6%でした。このことから40歳以上の骨悪性腫瘍と考えられる症例の大部分（94%）はがん骨転移であると考えられます。これらのことから，40歳を区切りに，原発性骨腫瘍とがん骨転移を分けて考えるのが合理的と考えられます。

　転移性骨腫瘍の治療は基本的に放射線治療，化学療法です。病的骨折を生じている，あるいは生じそうな切迫骨折症例以外では手術は不要なことが多いです。

経　過

　本症例は放射線治療，ホルモン治療，ビスホスホネート，コルセット使用で画像・症状共に改善し，麻痺もなく歩行可能となりました。

がん骨転移のパターン

　がんの骨転移X線像は大まかに骨融解型，骨硬化型，混合型に分類されます。それぞれの頻度の高いものをまとめると表4-1のようになります。

　しかしときには肺癌でも硬化型を呈したり，前立腺癌でも融解型となることもあるため，表4-1は一定の目安になりますが，例外も多いといえます。

表4-1　がん骨転移のX線像パターンの分類

骨融解型	骨硬化型	混合型
肺癌 多発性骨髄腫 肝臓癌 腎臓癌 甲状腺癌 胃癌 大腸癌	前立腺癌	乳癌 肺癌

がん骨転移症例（融解型，硬化型，混合型）

❶ 60代男性：甲状腺癌骨盤転移（図4-3）

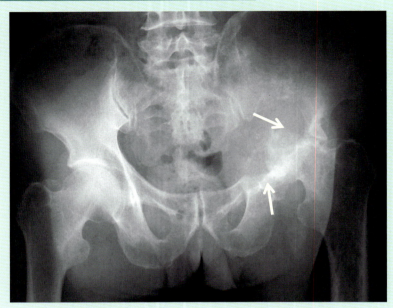

図4-3　骨盤X線正面像
左臼蓋部が骨融解し，大腿骨頭が中心性脱臼している（矢印）。

❷ 50代女性：肺癌腰椎転移（図4-4）

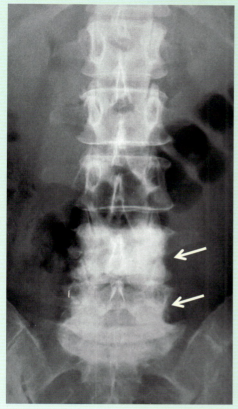

図4-4　腰椎X線正面像
第4, 5腰椎に硬化性の骨転移を認める（矢印）。

❸ 60代男性：前立腺癌骨盤転移（図4-5）

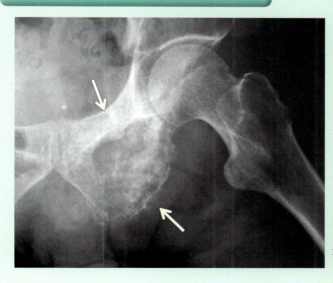

図4-5　股関節X線ラウエンシュタイン法
左恥坐骨に硬化像と透亮像が不規則に混在する病変を認める（矢印）。

COLUMN

誤診しないために

「誤診」「ごしん」「ゴシン」，実に嫌な響きです。

この本をお読みの先生方も日々の診療のなかで，いかにして誤診，重大な疾患の見落としを避けるかお悩みの方も多いかと思います。

誤診を避けるためには，さまざまな疾患の知識を持っていることや画像の読影能力を向上させることも大切ですが，一つは患者さんの話をよく聞くことも重要と思います。古くから，診断がわからないときは患者さんに教えてもらえばよい，との言葉があり，たしかにそれが正しいことがままあるかと思います。

また診断が難しい症例は粘り強くフォローすることも大切です。私の経験では診断がわからない疾患は①次第に病状が進行し，なんらかの疾患の典型的所見を示すようになって診断がつく，②なんだかよくわからないうちに自然に治ってしまう，のどちらかの経過をたどることが多いように思います。日々の診療のなかで，わからない疾患を諦めないで，粘り強くフォローすることも誤診を避けるために重要かと思います。

症例5　40代女性：右肩痛

- 2カ月ほど前から特に誘因なく右肩痛を生じた。次第に増悪し近医のX線像で骨病変を指摘され（図5-1 矢印）外来を受診した。
- 初診時，肩の自発痛と運動時痛を認め，軽度可動域制限を認めた。熱感はなく軽度腫脹を認め，腫瘤ははっきりしなかった。

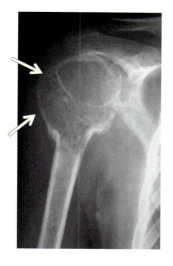

図5-1　肩関節X線正面像

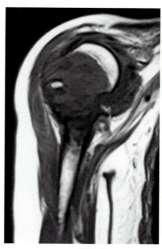

a　T1強調像

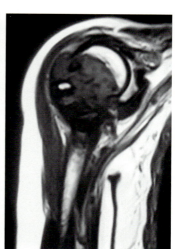

b　T2強調像

図5-2　肩関節MRI冠状断像

診断名はなんでしょう？

症例5　40代女性：右肩痛

診断のポイント
- 上腕骨頭（骨端）に骨透亮像を認める（図5-1矢印）
- 一部辺縁硬化を伴っている
- 骨皮質のひ薄化があるが骨破壊ははっきりしない
- MRIではT1強調像，T2強調像で高信号に描出される部分があり出血を伴っていると考えられる（図5-2）

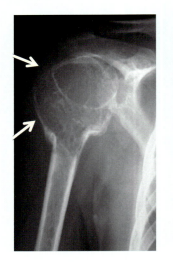
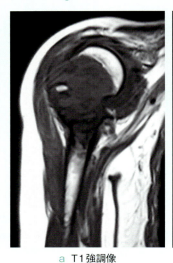
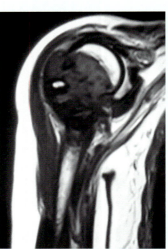

a　T1強調像　　　b　T2強調像

図5-1　肩関節X線正面像　　図5-2　肩関節MRI冠状断像

回答：骨巨細胞腫　Giant cell tumor of bone

解　説

　骨巨細胞腫は全骨腫瘍の4～5％程度とされており，20～40代に好発します。従来は良性骨腫瘍とされていましたが，WHO分類2013年版では良性ではなく，局所再発性があり，ときに遠隔転移する良悪性の中間の腫瘍と分類されています。好発部位は大腿骨，脛骨，橈骨，上腕骨の骨端と仙椎です。

　長管骨の骨端から骨幹端に発生することが最大の特徴です。X線像では骨透亮像を示しますが，症例によってバリエーションがあり，透亮像に辺縁硬化を伴うこともありますが，全く辺縁硬化を伴わずに骨が融解し悪性腫瘍と鑑別になることがあります。また骨巨細胞腫では内部に出血することはよくあり，MRIで出血を伴っていると骨巨細胞腫の可能性が高くなります。しかし骨巨細胞腫の確定診断は病理組織検査が必要で，術中迅速診断は検体処理の関係でどうしても診断精度が下がるため，基本的にはまずは生検を行い通常のホルマリン固定した標本での病理検査が望ましいと考えられます。

経　過

　本症例は生検の結果，骨巨細胞腫の病理診断となり，掻爬手術を行い治療しました。

骨巨細胞腫のその他の症例

❶ 40代男性：大腿骨遠位骨巨細胞腫（図5-3）

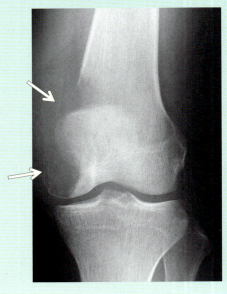

図5-3　膝関節X線正面像
大腿骨遠位骨端から骨幹端の骨皮質が消失している（矢印）。本症例は年齢的にがん骨転移など悪性腫瘍が鑑別となった。

❷ 30代男性：橈骨近位骨巨細胞腫（図5-4）

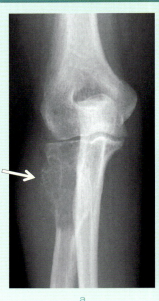
a

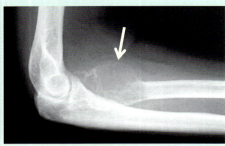
b

図5-4　肘関節X線2方向像
橈骨近位骨端から骨幹端に骨透亮像を認め，一部soap-bubble状で皮質骨の著しい拡張とひ薄化を認める（矢印）。画像的には骨巨細胞腫に合致するが，橈骨近位の発生はごく稀である。

症例6　10代後半女性：左膝関節痛

- 1年程前から左膝痛があり，近医のX線像で左脛骨近位の骨病変を指摘され（図6-1矢印）良性骨腫瘍の診断で経過観察されていた．その後，痛みの増悪とX線像での病変拡大が認められ，外来を受診した．
- 初診時，膝関節の自発痛と歩行時に痛みの増悪あり，関節可動域制限なし，膝の腫脹は認めなかった．

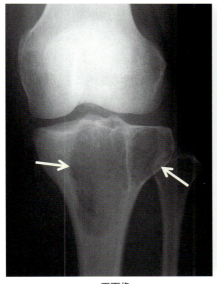
a　正面像

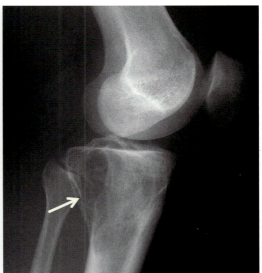
b　側面像

図6-1　膝関節X線2方向像

診断名はなんでしょう？

症例6　10代後半女性：左膝関節痛

診断のポイント
- 脛骨近位の骨端から骨幹端の骨透亮像（図6-1, 6-2 矢印）
- 一部辺縁硬化あり，soap-bubble appearanceを認める（図6-1, 6-2 矢印）
- 年齢が10代で骨巨細胞腫よりやや若い

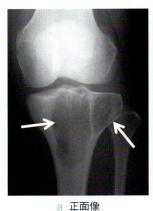 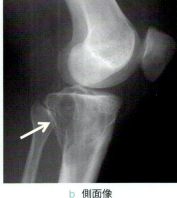 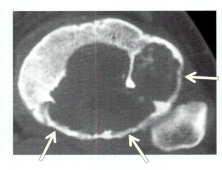

図6-1　膝関節X線2方向像
a 正面像　　b 側面像

図6-2　膝関節単純CT

解説

軟骨芽細胞腫は全骨腫瘍の1%未満で骨巨細胞腫と同じく長管骨骨端に好発する良性骨腫瘍です。骨巨細胞腫の1/5程度の頻度とされており，比較的稀な腫瘍です。

年齢は10代が最好発年齢で，骨巨細胞腫の好発年齢が20代中心であることから，軟骨芽細胞腫は骨巨細胞腫より若い年齢層に好発するといえます。好発部位は大腿骨遠位，脛骨近位，上腕骨近位の骨端です。膝蓋骨の発生は軟骨芽細胞腫の6%程度で好発部位とは言い難いですが，逆に膝蓋骨に発生する他の骨腫瘍は稀で，膝蓋骨に原発した腫瘍の30%以上が軟骨芽細胞腫であったとされています。このことから若年者で膝蓋骨腫瘍を認めたときは，軟骨芽細胞腫が第一に考えるべき診断といえます。

X線像で骨透亮像を示し長管骨の骨端に発生することから（図6-1矢印），骨巨細胞腫に類似した所見を示すことがあります。しかし骨巨細胞腫に比べると大人しい印象で，骨皮質がひ薄化しますが骨巨細胞腫にみられるように広範囲で消失するほど骨が融解することは通常ありません。辺縁硬化像を伴うことが多く，骨巨細胞腫でときにみられるsoap-bubble appearanceを伴うことがあります（図6-1, 6-2矢印）。また囊腫様変性を生じて二次性動脈瘤様骨囊腫となることがあります。

経過

本症例は掻爬手術を行い治療しました。

回答

軟骨芽細胞腫 Chondroblastoma

軟骨芽細胞腫のその他の症例

❶ 20代女性：膝蓋骨軟骨芽細胞腫（図6-3, 6-4）

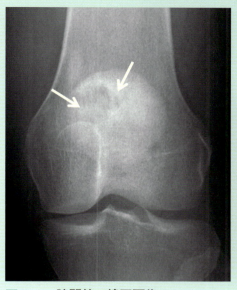

図6-3　膝関節X線正面像

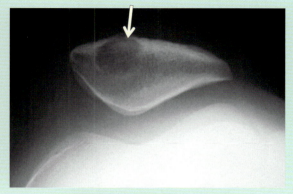

図6-4　膝蓋大腿関節スカイラインビュー

膝蓋骨に骨透亮像を認め，辺縁硬化を伴っている（矢印）。

❷ 10代後半男性：大腿骨軟骨芽細胞腫（図6-5）

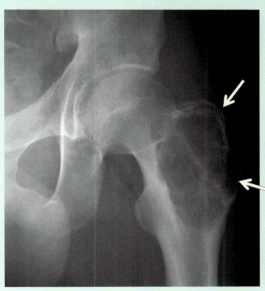

図6-5　股関節X線正面像

骨頭でなく，大転子部を中心に発生している（矢印）。大腿骨近位では大腿骨頭と大転子の両方が骨端であり，軟骨芽細胞腫はどちらにも発生する。

❸ 20代男性：踵骨軟骨芽細胞腫から生じた二次性動脈瘤様骨嚢腫（図6-6, 6-7）

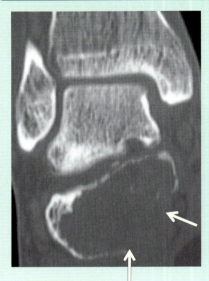

図6-6　足関節単純CT冠状断像
単純CTでは踵骨内側の骨透亮像で，骨のひ薄化を認める（矢印）。

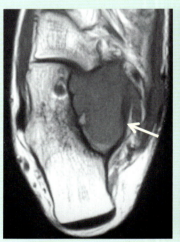
a　T1強調像

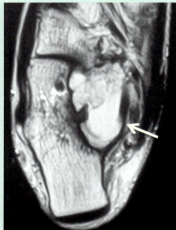
b　T2強調像

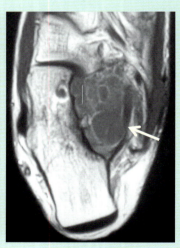
c　造影T1強調像

図6-7　足部MRI横断像
MRIではT1強調像でやや高信号（a），T2強調像で不均一な高信号を示し（b），造影T1強調像で一部隔壁様の部分のみ造影されるが，内部は造影されず嚢腫と考えられる（c）。T1強調像がやや高信号なことから単純な液体の貯留ではなく，血液が貯留する動脈瘤様骨嚢腫であることがわかる。MRIでは軟骨芽細胞腫を疑わせる腫瘤状の部分ははっきりしないが，術中所見は嚢腫で血性の液体が貯留しており，嚢腫壁にわずかに存在した固形成分を病理組織検査したところ，軟骨芽細胞腫の所見を認めた。

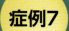

30代男性：左股関節痛

- 特に誘因なく3カ月ほど前より左股関節痛を生じ，外来を受診した。
- 初診時，股関節可動域制限なし，腫脹・熱感は認めなかった。

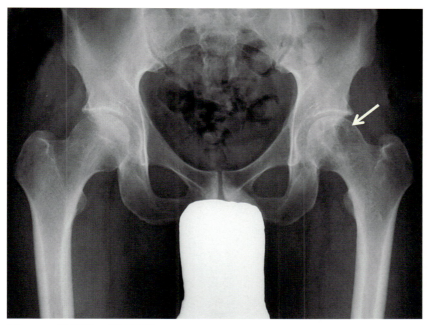

図7-1　股関節X線正面像

診断名はなんでしょう？

症例7　30代男性：左股関節痛

診断のポイント
- 大腿骨頭の骨透亮像で骨端部病変を認める（図7-1矢印）
- MRI T1強調像で等信号，T2強調像で高信号（図7-2矢印）
- 大腿骨頭壊死と異なり軟骨下荷重部に病変があるとは限らない
- 悪性腫瘍であるが辺縁硬化を伴うことがある（図7-1）
- 幅広い年齢に発生するが10代や若年成人は少ない

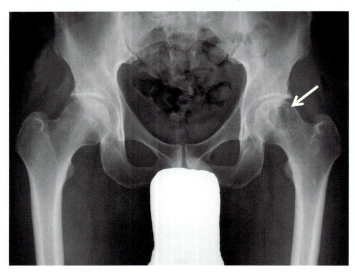

図7-1　股関節X線正面像

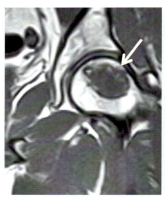 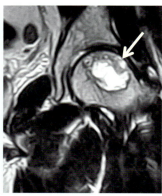

図7-2　股関節MRI冠状断像

a　T1強調像　　b　T2強調像

回答　淡明細胞型軟骨肉腫　Clear cell chondrosarcoma

解説

淡明細胞型軟骨肉腫は稀な軟骨肉腫の亜型で軟骨肉腫全体の2%程度とされています。発症年齢は10代〜中高年まで幅広く、好発年齢は通常の軟骨肉腫よりやや若い30〜40代です（通常の軟骨肉腫は40代以上）。好発部位は長管骨の骨端で大腿骨近位（大腿骨頭），上腕骨近位（上腕骨頭），脛骨近位です。比較的進行がゆっくりしているため，悪性であるにもかかわらずX線像やCTでは骨透亮像の辺縁部に硬化像を伴うことが多く，ときに良性腫瘍である軟骨芽細胞腫や良悪性の境界病変である骨巨細胞腫と鑑別になることがあります（表7-1）。

MRIでは水分に富む軟骨基質を反映しT1強調像で低信号，T2強調像で高信号に描出されます（図7-2）。淡明細胞型軟骨肉腫で最も危険なのはときとして腫瘍性疾患であることに気づかず，大腿骨頭壊死と間違えて通常の人工股関節手術が行われることがあることです。淡明細胞型軟骨肉腫と大腿骨頭壊死では比べてみると画像所見が異なり，そのつもりでみると鑑別は難しくないため，稀な疾患ですが覚えておく必要があります。

経過

本症例は診断後に他院にて腫瘍広範切除と人工関節置換が行われました。

表7-1　長管骨の骨端に発生する腫瘍の鑑別診断

	骨巨細胞腫	軟骨芽細胞腫	淡明細胞型軟骨肉腫
好発年齢	20代	10代	30〜40代
好発部位	大腿骨 脛骨 橈骨 上腕骨 仙椎	大腿骨 脛骨 膝蓋骨	大腿骨 上腕骨
X線像での辺縁硬化	ないことがある	通常ある	あることが多い

長管骨骨端に発生する腫瘍の教科書的でない鑑別

40代女性：大腿骨遠位通常型軟骨肉腫（図7-3, 7-4）

　一方でなぜか通常型の軟骨肉腫が長管骨の骨端に発生して骨巨細胞腫や淡明細胞型軟骨肉腫と鑑別になった症例を数例経験しています。他の骨軟部腫瘍を専門とする先生方にお聞きしてもたまに同様の症例があるそうで，教科書的ではありませんが長管骨骨端に発生する骨腫瘍の稀な鑑別診断として通常型軟骨肉腫を挙げておきたいと思います。

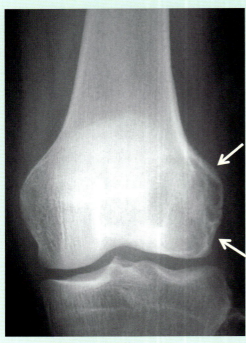
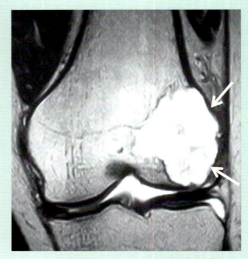

図7-3　膝関節X線正面像　　　　　図7-4　膝関節MRI T2強調冠状断像

X線像で大腿骨遠位骨端から骨幹端に辺縁硬化を伴う骨透亮像を認める（図7-3矢印）。X線所見は骨巨細胞腫に類似しているが，MRI T2強調像で不均一な高信号で水分に富む病変であることがわかり（図7-4矢印），骨巨細胞腫に合致しない。生検を行い，病理診断は通常型軟骨肉腫であった。

症例8　20代女性：左膝部腫瘤

- 左膝遠位後方の硬い腫瘤に気づいた。痛みなどはなかったが、近医のX線像で左大腿骨遠位の骨病変を指摘され（図8-1 矢印）外来を紹介受診した。
- 初診時、大腿遠位に大腿骨との間で可動性のない硬い腫瘤を認め、腫脹や熱感などは認めず、腫瘤があるために軽度膝関節可動域制限を認めた。

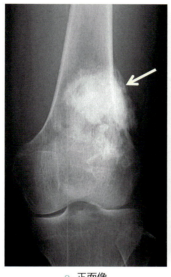

a　正面像

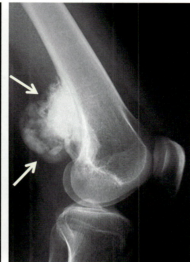

b　側面像

図8-1　膝関節X線2方向像

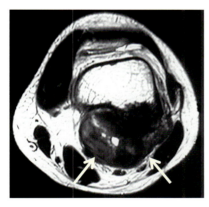

図8-2　膝関節MRI T2強調横断像

診断名はなんでしょう？

第2章　骨腫瘍　87

症例8　20代女性：左膝部腫瘤

診断のポイント
- 大腿骨遠位後方で皮質骨に張りつくような病変（図8-1b矢印）
- 硬化が強い
- MRIで骨髄内病変は認めない（図8-2矢印）

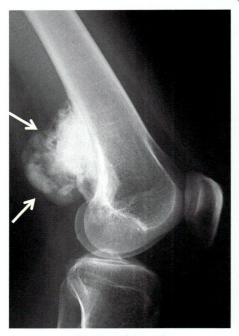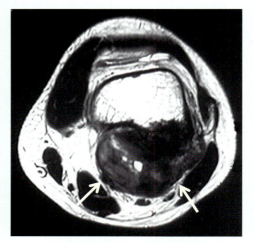

図8-1b　膝関節X線側面像　　　　図8-2　膝関節MRI T2強調横断像

解説

傍骨性骨肉腫は骨肉腫の亜型で骨肉腫全体の4％程度とされています。好発年齢は通常型骨肉腫と同様で10〜20代中心です。好発部位は大腿骨の遠位骨幹端後方で60％以上が同部の発生と考えられます。

傍骨性骨肉腫は通常型骨肉腫と比べ低悪性度で比較的進行がゆっくりしているため，数年の経過で徐々に増大するような症例もあります。悪性度が低いため遠隔転移の頻度が低く，通常は化学療法は行わず広範切除のみで経過良好です。

経過

腫瘍広範切除と人工関節置換術を行い，化学療法は行いませんでした。

回答

傍骨性骨肉腫 Parosteal osteosarcoma

傍骨性骨肉腫のその他の症例

40代女性：左大腿骨傍骨性骨肉腫（図8-3, 8-4）

　1年ほどの経過でやや増大，痛みはありませんでした。X線像で腫瘍と大腿骨後方の間に隙間がある印象でしたが，切除した病理診断は傍骨性骨肉腫でした。症例8のように画像上，大腿骨後方の骨皮質と腫瘍の間に隙間がないことが普通ですが，ときに間がやや開いてみえる症例があるようです。

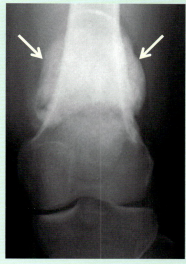

a　正面像　　　　　　　　　b　側面像

図8-3　膝関節X線2方向像
大腿骨遠位後方に硬化性病変を認める。症例8と異なり，大腿骨骨皮質との連続性ははっきりしない（矢印）。

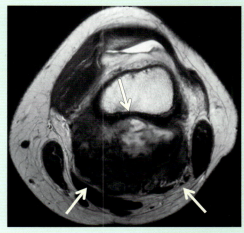

図8-4　膝関節MRI T2強調横断像
MRIでは症例8と類似した骨外性病変で骨髄内病変は認めない（矢印）。

第2章　骨腫瘍　89

COLUMN

医者の中の医者

　私がアメリカのカリフォルニア州立大学ロサンゼルス校（UCLA）に留学していたときに骨軟部病理医のScott Nelson先生にとてもお世話になりました。そのScott先生にこのように言われました。大学病院にはさまざまな科の医師がいるけれども，各科の医師が診断に迷った時に聞きに訪ねるのは病理医と放射線科の医師だけである。つまりその2つの科の医師はあらゆる科の疾患についての知識があり，「医者の中の医者（Doctor of doctors）」なのだ，とのことでした。Scott先生はお茶目な人で，"Pathologists know everything, but do nothing." とか "Orthopaedic surgeons are strong as same as bulls and twice clever." などいろいろジョークも言っていました。しかし整形外科医はいろいろな国で他科の医師から，どうも頭が悪いと思われているのかもしれません。

症例9　小学校低学年男児：右下肢変形

- 数年前から右大腿の変形に気づいていた。次第に変形が強くなり歩行困難となり，近医のX線像で右大腿骨遠位の骨病変を指摘され（図9-1a 矢印）外来を受診した。
- 初診時，右大腿骨の短縮と右膝の内反変形を認め，大腿腫瘤や熱感などは認めなかった。大腿骨以外の骨病変は認めなかった。

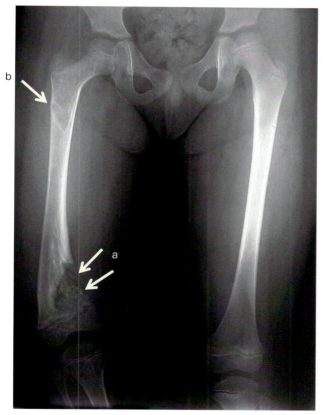

図9-1　大腿骨X線正面像

診断名はなんでしょう？

症例9 小学校低学年男児：右下肢変形

診断のポイント
- 大腿骨遠位骨幹端で成長軟骨から連続して骨硬化と透亮像の混在した病変がある（図9-1a矢印）
- よく見ると大腿骨近位にも骨病変があり（図9-1b矢印），多発性である

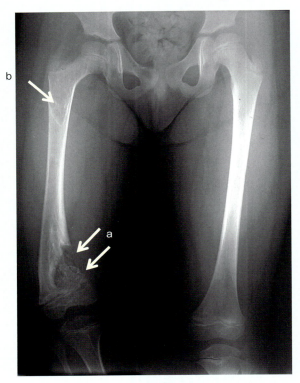

図9-1　大腿骨X線正面像

回答　Ollier病 Ollier disease

解説

　Ollier病（オリエール／オリエ病）は1899年にフランス人Ollierによって報告された多発性軟骨形成性病変で，好発部位は手足骨で好発年齢は小児です。以前は片側肢に発生するとされていましたが，今日では特に片側性発生ではないと考えられています。多発性内軟骨腫症とされていますが，単発性内軟骨腫とは形態が異なるので，内軟骨腫が多発しているのではなく，異なった病態と考えられます。

　その成り立ちについては諸説あり確定していませんが，X線所見で病変が成長軟骨から骨幹端～骨幹部に引きずられるように連続することから，真の腫瘍ではなく，成長軟骨の骨化の障害や軟骨異形成ではないかとする説があります。

　典型的には手足骨に多発しますが，本症例のように大腿骨など長管骨や骨盤に発生し骨端線の早期閉鎖の原因となり，骨成長障害や変形を生じることもあります。

　なお，Ollier病はその定義からは多発性病変ですが，典型的な画像所見があれば単発であってもOllier病としてよいと著者個人としては考えています。

経過

　本症例は下肢の変形・短縮のため歩行困難となり，数回の変形矯正と下肢延長を要しました。

Ollier病のその他の症例

❶ 小学校高学年男児：典型的な手指Ollier病（図9-2）

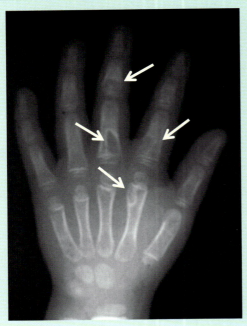

図9-2　手部X線正面像
手指骨，中手骨に多発性の骨透亮像を認め，成長軟骨から連続している（矢印）。

❷ 小学校高学年男児：典型的な足趾Ollier病（図9-3）

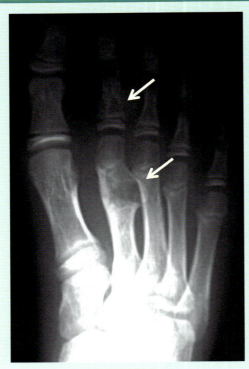

図9-3　足部X線正面像
趾骨，中足骨に骨透亮像を認め，成長軟骨から連続している（矢印）。図9-2の症例に比べて中足骨病変の骨外への膨隆の程度が大きい。

❸ 小学校高学年男児：手指多発病変でOllier病と診断された症例（図9-4）

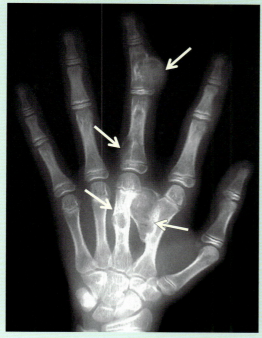

図9-4　手部X線正面像
図9-3と同様に，一部骨外への膨隆が大きい（矢印）。

❹ 小学校高学年男児：第2中手骨単発性病変（図9-5）

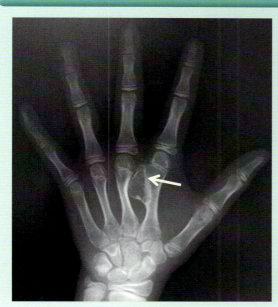

図9-5　手部X線正面像
単発性病変だが第2中手骨病変は図9-4の症例と非常に類似している。本症例は単発性病変だが骨軟骨腫とも形態が異なり，Ollier病と診断した。

❺ 30代女性：Maffucci症候群（図9-6）

　　Ollier病は腫瘍による機能障害や成長障害による変形を生じない限り，積極的な手術治療の適応はありません．稀に悪性化するといわれていますが，手足の小さな骨ではリスクが低く，大腿骨や骨盤などのサイズの大きな骨ではより高いと考えられます．
　　Ollier病に血管腫を合併するMaffucci症候群では，より悪性化の頻度が高いとされており，注意する必要があります．このことからOllier病の症例を診察する場合は軟部腫瘍（血管腫）の存在の可能性を念頭に置いて視診・触診することが大切です．

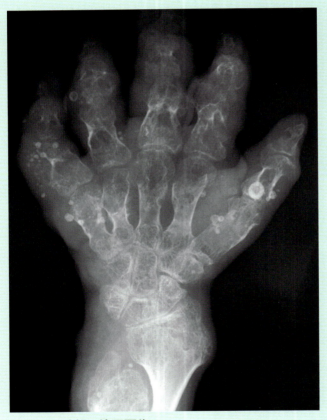

図9-6　手部X線正面像
Ollier病の多発性骨病変に加え，軟部に多数の円形石灰化像を認め血管腫が合併している．

症例10　10代前半女児：右膝部腫瘤

- 特に誘因なく右膝部の硬い腫瘤に気づいた。自発痛はなかったが，運動時などにぶつけると痛い状態であった。サイズに変化なく，近医のX線像で右脛骨近位の骨病変を指摘され（図10-1 矢印）外来を受診した。
- 初診時，脛骨近位に骨との間で可動性のない硬い腫瘤を認め，腫脹や熱感などは認めなかった。他の骨病変は認めなかった。

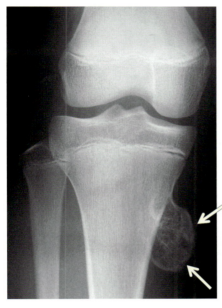

図10-1　膝関節X線正面像

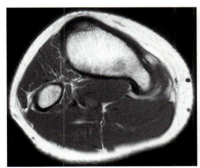 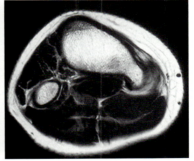

a　T1強調像　　　b　T2強調像

図10-2　膝関節MRI横断像

診断名はなんでしょう？

症例10　10代前半女児：右膝部腫瘤

診断のポイント
- 小児
- 骨幹端病変
- 骨外に隆起する病変（図10-1矢印）
- MRIで骨外に隆起する病変と正常骨髄に連続性を認める（図10-2a矢印）

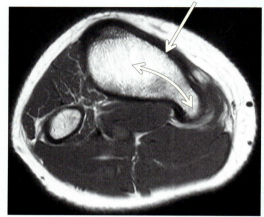

図10-2a　膝関節MRI T1強調横断像

骨髄の連続性

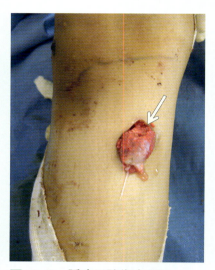

図10-3　腫瘍切除術中所見
軟骨帽を持った病変を認めた。

回答　骨軟骨腫 Osteochondroma（外骨腫 Exostosis）

解　説

　骨軟骨腫は頻度が高く，全良性骨腫瘍の45％を占め最も頻度の高い良性骨腫瘍です。10代がピークで，20歳未満の発症が66％程度です。大腿骨遠位，脛骨近位と上腕骨近位の骨幹端が好発部位です。

　骨と軟骨で形成されており，骨の部分は正常の骨と骨髄の連続性があることが特徴です。通常軟骨部（軟骨帽）は成人以降薄くなり，1cm以下とされています。単発性と多発性があり，単発性の方が頻度が高く，7割以上とされています。骨軟骨腫は真の腫瘍ではなく骨端軟骨の発生異常とする説があり，特に多発性骨軟骨腫は多くにEXT1, 2の遺伝子変異を伴うことが判明しており，骨系統疾患に含める意見もあります。

　骨軟骨腫の治療は経過観察ないし単純切除です。

　骨軟骨腫はときに悪性化しますが，その頻度は0.5〜20％と報告され，悪性化率の幅が広く通常は成人以降に生じます。悪性化前の骨軟骨腫の時に単純切除しても，切除部が後に悪性化・再発する報告があり，予防的切除の有効性は不明です。悪性化する場合，通常は軟骨肉腫が発生します。成長期終了以降の腫瘍増大と軟骨帽の増大は悪性化を疑わせる所見です。しかし実際には成人症例で初回画像では悪性化の判断が難しく，経時的増大で悪性と判断して手術を行うこともあります（図10-3）。

経　過

　本症例は腫瘍単純切除を行いました。

骨軟骨腫のその他の症例

❶ 10代後半男性：典型的な多発性骨軟骨腫（図10-4）

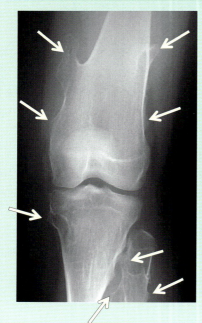

図10-4　膝関節X線正面像
他の長管骨にも病変を認めた（矢印）。

❷ 10代前半男児：骨軟骨腫の特殊なパターン（図10-5, 10-6）

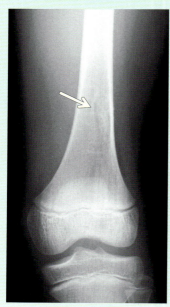 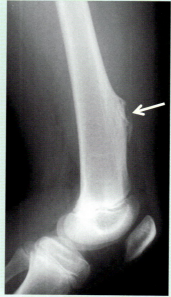

a　正面像　　　　　　　　b　側面像

図10-5　膝関節X線2方向像
骨外に隆起する部分が小さくなだらかである（矢印）。なぜか上腕骨や大腿骨骨幹部にこのような形態の骨軟骨腫が時折みられる。

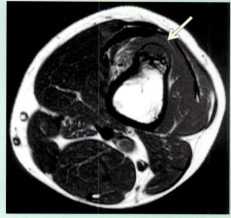
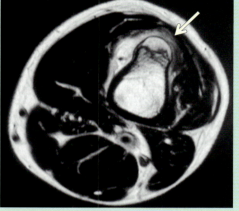

a T1強調像　　　　　　　　　　　　　　b T2強調像

図10-6　大腿骨MRI横断像
骨軟骨腫に特徴的な骨外に隆起する部分と正常骨髄の連続性が認められる。骨外に隆起する部分の表面にはT1強調像で低信号，T2強調像で高信号の領域があり（矢印），軟骨帽である。

❸ 10代前半男児：肩甲骨骨軟骨腫（図10-7, 10-8）

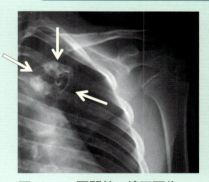
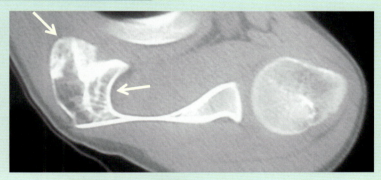

図10-7　肩関節X線正面像　　**図10-8　肩関節単純CT横断像**

X線像で肩甲骨に一致して硬化性病変を認める（図10-7矢印）。肩甲骨は薄いため単純CTで骨髄の連続性が不明瞭だが肩甲骨としては典型的症例と考えられ，軟骨帽は薄くなっている（図10-8矢印）。肩甲骨の骨軟骨腫は胸腔側ないし背側のどちらにも発生し，寝たときに当たるなどの症状を生じる。この症例は肩甲胸郭関節に腫瘍が当たるため，単純切除を行った。

第2章　骨腫瘍　101

❹ 30代女性：肩甲骨軟骨肉腫（図10-9〜10-11）

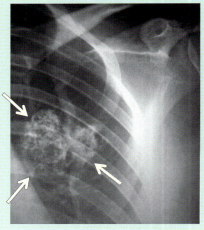

図10-9　肩関節X線正面像

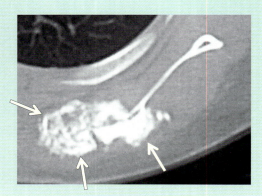

図10-10　肩関節単純CT横断像

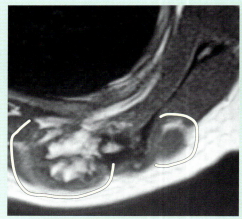

a　T1強調像

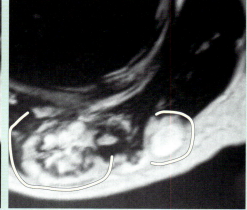

b　T2強調像

図10-11　肩関節MRI横断像

X線像で肩甲骨に一致して硬化性病変を認め，③の症例と類似しているがやや辺縁が不整である（図10-9矢印）。単純CTでも同様に③の症例に比べ病変の辺縁が不整である（図10-10矢印）。MRI T1強調像で低信号，T2強調像で高輝度に描出される軟骨帽が厚い部分は1cm以上あり，成人の骨軟骨腫としては厚すぎる状態である（図10-11実線部）。

　本症例は当初から，骨軟骨腫からの二次性軟骨肉腫疑いで生検も行いましたが，確定診断に至りませんでした。経過観察で増大を認めたため，広範切除を行い，最終診断は軟骨肉腫でした。

症例11　20代男性：右足関節疼痛，腫脹

- 特に誘因なく1年ほど前から右足関節の自発痛と腫脹を生じた。近医でX線検査をし，距骨に軽度の硬化を認めるものの骨腫瘍などの病変ははっきりせず（図11-1 矢印）関節炎の診断で消炎鎮痛薬治療を受け，やや症状が改善していた。その後も症状が継続していたためMRIを撮影したところ距骨の骨病変を指摘され（図11-2 矢印）外来を受診した。
- 初診時，足関節の自発痛と腫脹を認め，軽度熱感を伴っていた。腫瘤ははっきりしなかった。先行する感染性疾患は認めなかった。

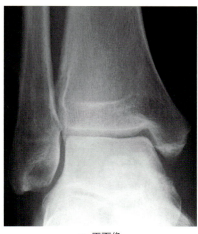

a　正面像　　　　b　側面像

図11-1　足関節X線2方向像

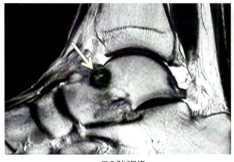

a　T2強調像　　　　b　脂肪抑制像

図11-2　足関節MRI矢状断像

診断名はなんでしょう？

症例11　20代男性：右足関節疼痛・腫脹

診断のポイント
- X線像で軽度の骨硬化を認めるが，腫瘍としてはっきりしない（図11-1矢印）
- MRI脂肪抑制像で広範な高信号領域を認め関節炎を生じている（図11-2b）
- MRIでnidusを認める（図11-2b矢印）

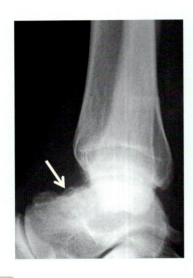
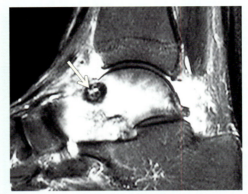

図11-2b　足関節MRI脂肪抑制矢状断像

図11-1b　足関節X線側面像

解説

類骨骨腫は比較的頻度の低い腫瘍で，全良性骨腫瘍の4%程度です。10代が発症のピークで，2:1程度で男性に多いとされています。長管骨の骨幹部が好発部位で大腿骨，脛骨に多くみられます。腫瘍自体が炎症を生じると考えられ，痛みを伴うことが特徴です。

画像診断ではX線像やCT，MRIで骨皮質の肥厚とnidusを認めることが典型的です。腫瘍の本体はnidusで，骨皮質の肥厚は炎症に対する反応と考えられます。本症例は距骨で関節面付近に発生した症例で，骨皮質の肥厚が乏しい非典型例です。

本症例のように発生部位が関節軟骨に接して骨膜のない部分の場合は，腫瘍の炎症が関節炎として現れ，骨膜がないことにより反応性に生じる骨肥厚が乏しくなると考えられます。このように，類骨骨腫が好発部位以外に発生した場合，通常とは異なる所見を示すことがあり，なかなか診断がつかないことがあるので注意が必要です。

類骨骨腫はnidusが腫瘍の本体であり，治療はその確実な切除が必要です。しかしnidusは硬化した周辺の骨に埋没して不明瞭になっていることが多いため，最近ではより低侵襲にCTガイド下で鋼線をnidusに刺入し，切除や焼却を行うことが増えてきています。

経過

本症例は，他院で腫瘍切除が行われました。

回答　類骨骨腫 Osteoid osteoma

類骨骨腫のその他の症例

❶ 10代後半男性：大腿骨の典型的類骨骨腫（図11-3, 11-4）

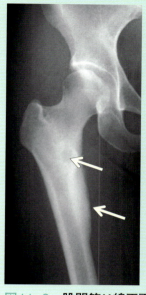
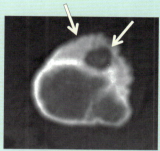

図11-3　股関節X線正面像　　図11-4　大腿骨単純CT横断像

X線像およびCTでnidusとその周辺の骨皮質の肥厚を認め（図11-3, 11-4矢印），長管骨発生の類骨骨腫として典型的である。

❷ 10代女性：上腕骨遠位で肘頭窩部の非典型的類骨骨腫（図11-5～11-7）

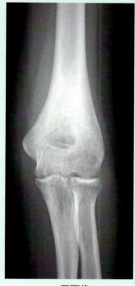
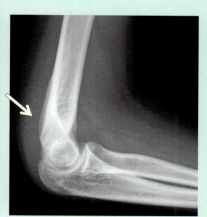

　a　正面像　　　　　　　b　側面像

図11-5　肘関節X線2方向像

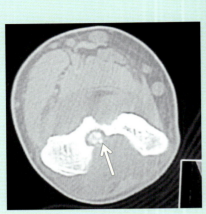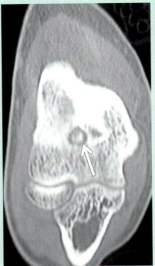

| a 横断像 | b 冠状断像 |

図11-6 肘関節単純CT

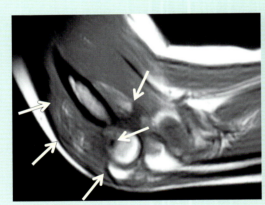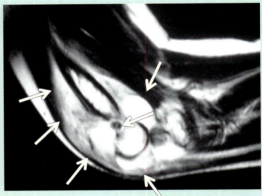

| a T1強調像 | b T2強調像 |

図11-7 肘関節MRI矢状断像
症例11と同様に臨床的には関節炎の所見であった。X線像では側面像でわずかに骨膜反応を認めるのみである（図11-5矢印）。単純CTでは上腕骨遠位で肘頭窩部にnidusを認める（図11-6矢印）。MRIではnidusと肘関節に広範に広がる炎症を認める（図11-7矢印）。

症例12　小学校高学年男児：右膝痛

- 特に誘因なく右膝痛を生じ，近医を受診した。膝関節X線で異常所見ははっきりせず（図12-1 矢印），消炎鎮痛薬でやや症状は改善したが，膝痛が続くためMRIを撮影したところ異常所見を認め外来を受診した。
- 初診時，膝の熱感，腫脹，腫瘤なし，表在リンパ節の腫大なし。血液生化学検査でも特に異常所見を認めず，白血球分画も異常なし。

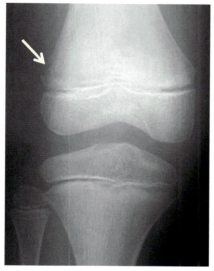

図12-1　膝関節X線正面像

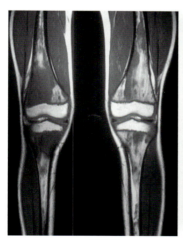 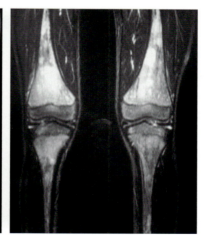

a　T1強調像　　　b　脂肪抑制像

図12-2　膝関節MRI冠状断像

診断名はなんでしょう？

症例12　小学校高学年男児：右膝痛

診断のポイント
- X線像で骨透亮像を認めるがはっきりしない（図12-1矢印）
- MRIで両側の大腿骨・脛骨に多発性の骨髄内病変を認める（図12-2）
- MRIでの骨髄内病変が不定形で腫瘤としてはっきりしない
- 血液生化学検査値は正常

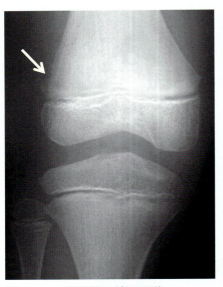

図12-1　膝関節X線正面像

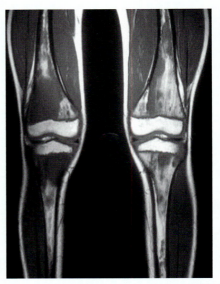

図12-2a　膝関節MRI T1強調冠状断像

回答　白血病 Leukemia（急性リンパ性白血病）

解　説

　白血病は骨髄内の白血球に分化する細胞が悪性腫瘍化して末梢血中に出てくる疾患です。全がんの1.3％程度と比較的稀ですが，小児においては成人より発生頻度が高いとされています。

　症状は骨髄内での白血病細胞の増加により正常骨髄が障害され，正常白血球減少による易感染性（発熱），貧血，血小板減少による出血などが典型的です。それらの症状があれば患者さんは小児科ないし内科を受診しますが，ときに関節痛で発症することがあり，整形外科を受診することがあります。

　著者らの経験した，関節痛などで整形外科を初診し整形外科で診断に至った白血病5症例のうち，発熱などの症状を伴ったものは1例で，血液検査で異常（白血球数増，末梢血中の芽球の存在）を認めたものも1例（20％！）のみでした。関節痛で初発した症例では末梢血中の芽球が認められないことがあるとの報告は散見され，白血病の初期段階では，骨髄内に腫瘍細胞が増殖していても末梢血中には腫瘍が認められないことがあるようです。よって血液検査が正常なことは白血病を否定する根拠にはならないと考えられます。

　そのような白血病の診断にはMRIが有用で，MRIで多発性の骨髄病変が認められた場合は白血病が重要な鑑別診断となり，速やかに骨生検ないし骨髄穿刺を行う必要があります。

　白血病の治療は化学療法が中心で，診断がつき次第，小児科ないし血液内科に治療を依頼します。

経　過

　本症例は骨生検で診断後，小児科にて治療が行われました。

症例13　70代男性：右大腿部痛

- 特に誘因なく右大腿近位から中央の痛みを生じ，近医を受診した。各種画像検査で右骨盤病変を指摘され（図13-1，13-2 矢印）外来を受診した。
- 既往症で右眼の疾患で23年前に右眼球摘出を受けているが，診断など詳細は不明。初診時に右大腿の近位から中央前面の自発痛あり，圧痛なし，熱感，腫脹，腫瘤なし，股関節可動域制限なし，表在リンパ節の腫大なしであった。血液生化学検査でも特に異常所見を認めず，各種腫瘍マーカーの上昇も認めなかった。

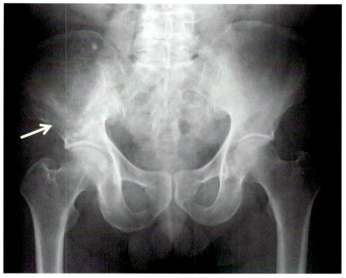

図13-1　股関節X線正面像

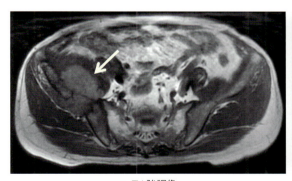

a　T1強調像　　　　　　　　　　　　　　b　T2強調像

図13-2　骨盤MRI横断像

診断名はなんでしょう？

症例13　70代男性：右大腿部痛

診断のポイント
- X線像で右骨盤臼蓋上部に骨透亮像を認める（図13-1矢印）
- MRIで骨外病変を認め、転移性骨腫瘍が疑われる（図13-2矢印）
- MRI T1強調像で高信号、T2強調像で低信号と高信号の部分があり、輝度が通常のがん骨転移と異なる（図13-2矢印）

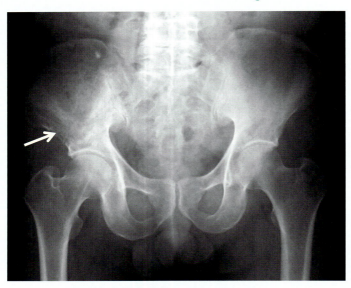

図13-1　股関節X線正面像

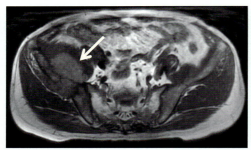 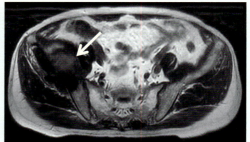

図13-2a　骨盤MRI T1強調横断像　　図13-2b　骨盤MRI T2強調横断像

回答

悪性黒色腫骨転移
Bone metastasis from malignant melanoma

解説

生検を行ったところ黒色の病変を採取し（図13-3矢印）病理組織学的に悪性黒色腫の所見でした。悪性黒色腫はメラニン造成能をもつ細胞（メラノサイト）から発生する悪性腫瘍で，大部分は皮膚に発生しますが，ときに中枢神経系，眼，口腔，鼻腔，消化管に発生することもあります。悪性黒色腫の転移は皮膚，リンパ節が最も多く，次いで肺で，骨転移は比較的頻度が低いと考えられます。悪性黒色腫の遠隔転移は初発から10年以上の経過で生じることもあり，稀には20年以上での発生もあると報告されています。本症例は23年前のカルテを入手して調べたところ，右眼発生の悪性黒色腫の既往があり，その骨転移と考えられました。

悪性黒色腫のMRI所見はメラニンが磁性体であることから，T1強調像で高信号，T2強調像で低信号となり，通常の骨軟部腫瘍やがん骨転移がT1強調像で低〜高信号，T2強調像で高信号を示すことと逆のパターンを示すのが特徴です（図13-2）。しかし悪性黒色腫のメラニンの量は症例によって異なり，ときにメラニン産生のないamelanotic melanomaもあるため，そのMRI所見に症例によるバリエーションがあると考えられます。

悪性黒色腫骨転移の治療は放射線治療が第一選択となりますが，近年では従来用いられてきた抗がん剤，インターフェロンの他に，分子標的薬療法（抗PD-1抗体，BRAF阻害薬など）の有効性が報告されており，新しい治療として期待されています。

経過

本症例は他院にて治療が行われました。

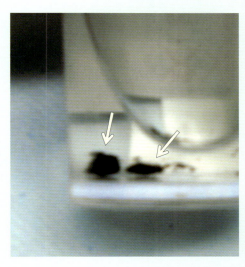

図13-3　生検検体肉眼像
黒色の病変を採取した。

第3章

軟部腫瘍

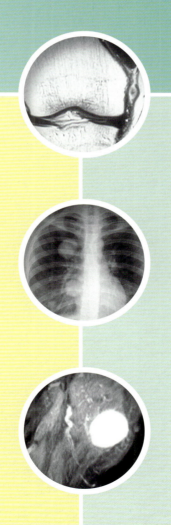

Introduction

　軟部腫瘍は骨腫瘍と異なり良性・悪性の判別を含めた画像診断が難しいことがしばしばあります。理由は骨腫瘍ではX線像で病変の浸潤性の判定が可能でしたが，軟部腫瘍はX線像ではほとんど所見がなく，骨腫瘍と同様の手がかりが得られないことです。軟部腫瘍の画像診断はMRIが基本となります。

　著者の経験では臨床所見とMRIから診断可能な軟部腫瘍は脂肪腫，血管腫，神経鞘腫の3つだけです。悪性腫瘍としては脂肪肉腫は比較的MRIで診断可能なことが多いです。たった3つだけというとがっかりされる先生もいると思いますが，順天堂大学整形外科で登録した軟部腫瘍病変1,281例を検討すると，脂肪腫，血管腫，神経鞘腫は頻度が高く，全軟部腫瘍の61%を占めました。つまり臨床的には脂肪腫，血管腫，神経鞘腫を正しく診断できれば軟部腫瘍の半分以上は診断可能ということになります。

　一方で残りの39%の軟部腫瘍は臨床所見と画像所見からは診断が困難であり，サイズが大きいなど悪性の疑いがあれば生検して病理検査することが必要になります。生検は腫瘍細胞が正常組織内に広がり，その後の治療に大きな影響を及ぼすため，生検が必要な症例は原則的に専門施設へコンサルテーションすることが望ましいと考えます。

症例1　60代女性：背部腫瘤

- 2年ほど前から背部の柔らかい腫瘤に気づいていた。痛みなどなく様子をみていたが，次第に増大し外来を受診した。
- 初診時，背部の無痛性の柔らかい腫瘤があり，熱感・発赤などは認めなかった。

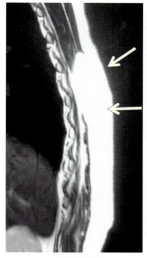

a　T1強調像

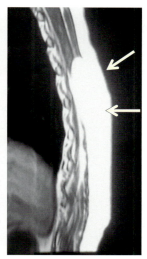

b　T2強調像

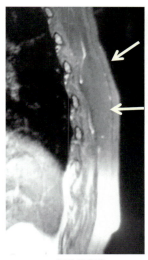

c　脂肪抑制像

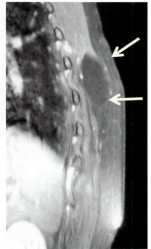

d　造影脂肪抑制像

図1-1　背部MRI矢状断像

診断名はなんでしょう？

症例1　60代女性：背部腫瘤

診断のポイント
- 触ると柔らかい
- MRIでT1・T2強調像が共に均一に高信号（図1-1a, b矢印）
- 脂肪抑制像では低輝度で造影されない（図1-1c, d矢印）

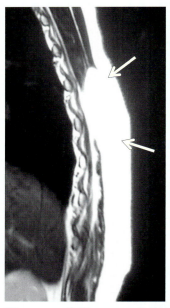 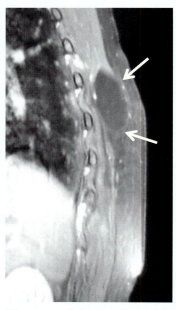

図1-1a　背部MRI T1強調矢状断像　　図1-1d　背部MRI造影脂肪抑制像

解説

　MRIでT1強調像，T2強調像共に均一で皮下脂肪と同様な高信号に描出されます。脂肪抑制像では低輝度となり脂肪性病変と考えられます（図1-1a～c）。造影脂肪抑制像で造影効果を認めないことから血流の乏しい病変であることがわかり（図1-1d），脂肪腫の所見です。

　実際，脂肪腫は病理所見も正常な皮下脂肪とほぼ同様で，成熟した脂肪細胞で構成されています。脂肪腫は最も頻度の高い軟部良性腫瘍で日本整形外科学会骨・軟部腫瘍委員会の全国軟部腫瘍登録一覧表2010年版（JOA2010）によると，全良性軟部腫瘍の33％を占めます。身体の各所に発生するため，さまざまな科で患者さんが外来を訪れる機会が多く，整形外科で登録されない症例が沢山あるはずなので，より多い可能性もあります。

回答　脂肪腫　Lipoma

脂肪腫はMRI所見を正しく判断できれば，ほとんどの症例で生検なしで診断可能です。しかし後述する，脂肪腫によく似た悪性の脂肪肉腫もあるため，MRI撮影は造影を含めて行っておいた方がよいと考えられます。一般的に軟部腫瘍は5cm以上のサイズがあると悪性を疑うというセオリーがありますが，脂肪腫に関しては5cmを超えるものも珍しくありません。大きなもので部位が後腹膜の場合は高分化型脂肪肉腫の可能性が高く注意が必要ですが，それ以外の部位でMRIが均一に脂肪の所見で，造影されなければ脂肪腫と考えられます。

脂肪腫のその他の症例

50代男性：腰部脂肪腫（図1-2, 1-3）

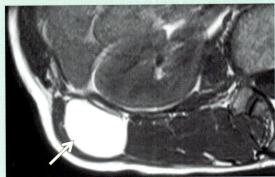
a　T1強調像

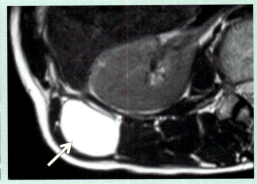
b　T2強調像

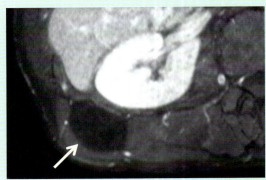
c　造影脂肪抑制像

図1-2　腰部MRI横断像

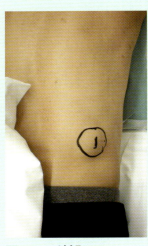

図1-3　外観

症例1と同じくMRI T1強調像，T2強調像で均一に高信号で，造影されない（図1-2矢印）。
腰部に類円形の柔らかい無痛性腫瘤として存在した（図1-3）。

症例2　40代女性：殿部腫瘤

- 5年ほど前から殿部の柔らかい腫瘤に気づいていた。痛みなどなく様子をみていたが、次第に増大し外来を受診した。MRIで病変を認めた（図2-1 矢印）。
- 初診時、殿部に無痛性の柔らかい腫瘤があり、熱感・発赤など認めなかった。

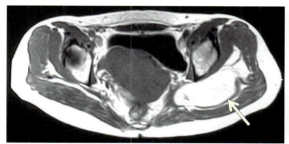

a　T1強調像

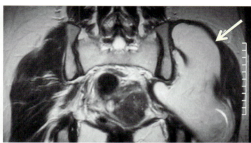

b　T2強調像

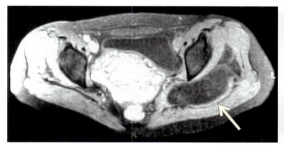

c　脂肪抑制像

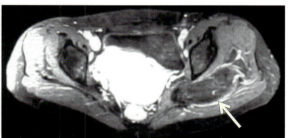

d　造影脂肪抑制像

図2-1　骨盤MRI横断像

診断名はなんでしょう？

症例2　40代女性：殿部腫瘤

診断のポイント
- MRIでT1強調像，T2強調像共に高信号だが内部に一部低輝度な部分がある（図2-1a 矢印）
- 内部に一部造影効果を認める（図2-1d矢印）

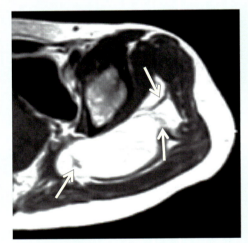

図2-1a　骨盤MRI T1強調横断像

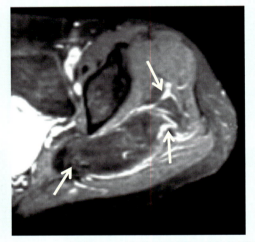

図2-1d　骨盤MRI横断像造影脂肪抑制像

回答　高分化型脂肪肉腫 Well differentiated liposarcoma（異型脂肪腫様腫瘍 atypical lipomatous tumor）

解説

本症例のMRIはT1強調像，T2強調像共に皮下脂肪と同様な高信号に描出され，皮下脂肪と同様の輝度であり，症例1の脂肪腫とよく似た所見です。しかし症例1との違いは，内部に一部ですが低輝度で線状の所見があり，隔壁を有するものと考えられます（図2-1a, b）。脂肪抑制像では抑制され低輝度に描出されますが，造影脂肪抑制像で内部の隔壁部に造影効果を認めます（図2-1c, d）。

脂肪腫は通常ほとんど造影効果を認めないため，造影効果を示す脂肪性腫瘍は脂肪腫とよく似た高分化型脂肪肉腫（異型脂肪腫様腫瘍）を考える必要があります。脂肪腫と高分化型脂肪肉腫は病理組織でも類似した所見を示すことがあり，針生検による病理組織検査では正確な診断が困難なことがあるため，十分量の検体が得られる切開生検が望ましいです。

経過

本症例は切開生検で高分化型脂肪肉腫と診断し，広範切除を行いました。

脂肪肉腫は脂肪腫が最も頻度の高い軟部良性腫瘍であったのと同じく，最も頻度の高い軟部悪性腫瘍で，全軟部肉腫の37％を占めます。高分化型脂肪肉腫は悪性度が低く，不十分な切除では局所再発しますが，遠隔転移は生じず，四肢発生の場合にはそのままでは死に至ることはないと考えられます。そのことからWHO分類2013年版では，予後不良なことの多い後腹膜など，体幹部に発生した場合は悪性の高分化型脂肪肉腫と呼び，予後の良い四肢発生では，悪性ではなく異型脂肪腫様腫瘍：atypical lipomatous tumorとして分類されました（なお，日本語表記は異型脂肪腫様腫瘍や非定型的脂肪腫様腫瘍など，まだ一定していないようです）。

しかし四肢発生であっても長期に経過した場合や，再発を繰り返した場合は脱分化を生じて高悪性度肉腫となり，短期間で遠隔転移を生じることもあるので，初期に正しく診断して適切な治療を行うことが大切です。実際に一般病院で初回に脂肪腫として不十分な手術を受け，その後に局所再発を繰り返す症例があります。広範切除に際しては悪性度が低いため，他の軟部肉腫に比べると切除縁は少なめの1cm未満ないし被膜を含む完全切除でよいと考えられます。

高分化型脂肪肉腫のその他の症例

40代男性：大腿高分化型脂肪肉腫/異型脂肪腫様腫瘍（図2-2, 2-3）

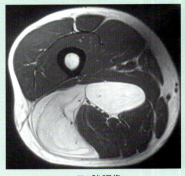
a T1強調像

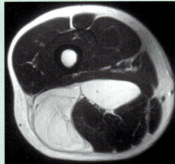
b T2強調像

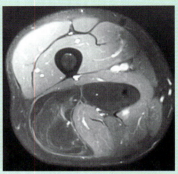
c 造影脂肪抑制像

図2-2　大腿MRI 横断像

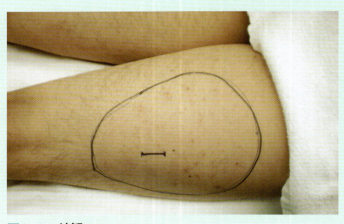

図2-3　外観

症例2と類似してT1強調像，T2強調像共に大部分高信号で，一部低信号，造影脂肪抑制像で内部に造影効果を認める（図2-2）。外観では大腿後面に比較的大きな無痛性腫瘤として存在した（図2-3）。大腿高分化型脂肪肉腫（異型脂肪腫様腫瘍）の診断で広範切除を行った。

症例3　50代女性：肩甲部腫瘤

- 1年ほど前に背部の柔らかい腫瘤に気づいていた。痛みなく様子をみていたが、大きさは変わらず、近医を受診しMRIで軟部の病変を指摘され（図3-1矢印）外来を受診した。
- 初診時、背部皮下に径4cm大の柔らかい腫瘤を認め、圧痛・熱感などは認めなかった。

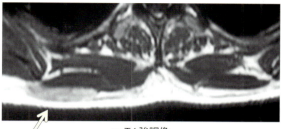
a　T1強調像

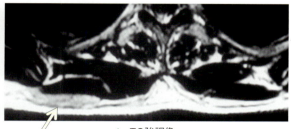
b　T2強調像

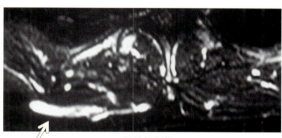
c　脂肪抑制像

図3-1　背部MRI横断像

診断名はなんでしょう？

症例3　50代女性：肩甲部腫瘤

診断のポイント
- 柔らかい腫瘤
- 部位が肩甲部
- MRI T1強調像，T2強調像共に高信号で，脂肪抑制像で抑制されない（図3-1矢印）
- 病理組織学的所見では成熟した脂肪細胞と好酸性顆粒を有する細胞を認めた（図3-2）

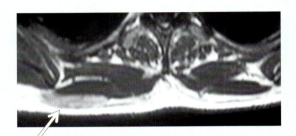

図3-1a　背部MRI T1強調横断像

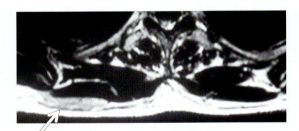

図3-1b　背部MRI T2強調横断像

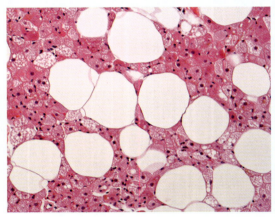

図3-2　病理組織HE染色

解説

褐色脂肪腫は脂肪腫の亜型の一つで脂肪腫全体の約1%程度とされています。褐色脂肪組織は熱産生に関与し，正常でも新生児や冬眠する動物にはみられ，細胞内に鉄を含むことから肉眼的に褐色となることが特徴です。10代から中高年の幅広い年齢に発症し，20～30代に最も多いとされています。好発部位は肩甲部，大腿部です。

本症例はMRI T1強調像で筋よりやや高信号でT2強調像でも高信号ですが，皮下脂肪に比べると低い信号となっています（図3-1a，b）。それらの所見からは脂肪を含む腫瘍ないし血液を貯留する腫瘍が疑われ，脂肪性腫瘍としての診断は困難でした。褐色脂肪腫は症例によって通常の脂肪細胞と褐色脂肪細胞の割合に差があり，粘液成分を伴うこともあると報告されていて，MRIの所見は一定ではないと考えられます。

近年ではPET検査で比較的高いSUV値（11～26）を示すと報告されており，今後はPETで偶発的に発見されることが増えるのではないかと考えられます。

回答　褐色脂肪腫 Hibernoma

脂肪肉腫と紛らわしい脂肪腫のバリエーション

脂肪腫は通常，MRIで容易に診断可能ですが，複数の亜型があり，ときに悪性である脂肪肉腫との画像上の鑑別が難しいことがあります。それらの脂肪腫のバリエーションを以下に挙げます。

❶ 紡錘形脂肪腫（60代男性：後頚部紡錘形脂肪腫）（図3-3）

脂肪細胞，紡錘形細胞，膠原線維，粘液性基質から構成され，構成組織の割合によってさまざまな組織像を呈する脂肪腫の亜型です。

頻度は通常の脂肪腫の1～2％程度，好発年齢は40～60代で，男性に多いとされています。好発部位は後頚部，肩，背部の皮下とされています。

前述のように構成成分のバリエーションがあるためMRI所見は症例によって異なります。一般的にはMRI T1強調像，T2強調像とも低～高信号な部分が混在するとされており，好発部位である後頚部の場合は，画像による診断が可能なことがあります。

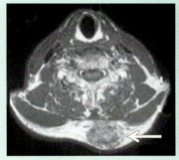 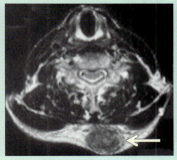 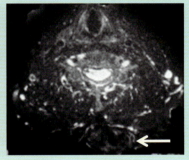

a　T1強調像　　　　　　　　b　T2強調像　　　　　　　　c　脂肪抑制像

図3-3　頚部MRI横断像
T1強調像，T2強調像とも低～高信号な部分が混在し，脂肪抑制像で低信号に描出される（矢印）。腫瘍単純切除で再発なく経過良好である。

❷ 脂肪芽腫（10代前半男児：大腿軟部脂肪芽腫）（図3-4）

　脂肪芽腫は胎児期の脂肪組織から発生する良性腫瘍で，通常，乳幼児期に発生します。好発部位は四肢，頭頸部，後腹膜です。

　病理組織学的には成熟した脂肪細胞と脂肪芽細胞，線維成分，粘液成分が混在し，MRIではT1強調像，T2強調像共に不均一な高信号に描出されるため，画像上は脂肪肉腫との鑑別が問題になります。しかし小児における脂肪肉腫は極めて稀なため，小児の脂肪性病変はMRIで不均一でも良性の診断で基本的に経過観察し，急速な増大など，悪性を疑う臨床所見があった場合に生検を行うことが一般的です。

　脂肪芽腫は年齢が成人に近づくにつれて，病理組織学的にも脂肪腫に類似したものに変化していくとされています。

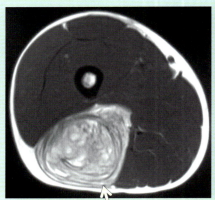

a　T1強調像

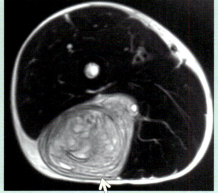

b　T2強調像

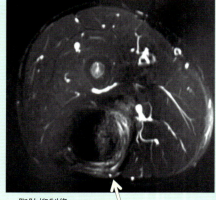

c　脂肪抑制像

図3-4　大腿MRI 横断像
T1強調像，T2強調像共に高信号な中に低信号な部分が混在し，脂肪抑制像で低輝度に描出される（矢印）。
乳児期に腫瘍がみつかって外来受診し，臨床所見とMRI所見から脂肪芽腫の診断で経過観察した。無痛性腫瘤であったがその後，本人から切除希望があり，10代前半で腫瘍切除を行った。

症例4

10代後半男性：左大腿痛，腫大

- 3年前から左大腿痛と腫大あり，次第に増悪し日常生活に支障をきたすようになり外来を受診した。
- 初診時は大腿に腫脹と自発痛を認め，軽度圧痛を伴っていた。触診で腫脹部は柔らかく，腫瘤ははっきりしなかった。熱感や発赤は認めなかった。

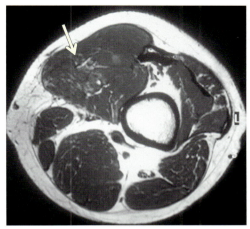

a　T1強調像

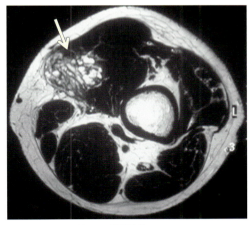

b　T2強調像

図4-1　大腿MRI横断像

診断名はなんでしょう？

第3章　軟部腫瘍

症例4　10代後半男性：左大腿痛，腫大

診断のポイント
- 痛みを伴う
- 触診で腫脹しているが腫瘤としてはっきりしない
- MRI T2強調像で小円形で高信号（図4-1b），T1強調像でも一部高信号の部分がある（図4-1a）

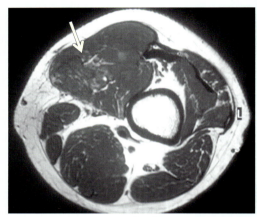
a　T1強調像

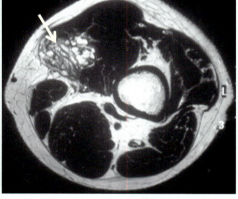
b　T2強調像

図4-1　大腿MRI横断像
小円形で高信号な病変の点在を認める（矢印）。

回答　血管腫 Hemangioma

解説

　MRI T1強調像でやや高信号の部分があり（図4-1a），T2強調像で高信号に描出され，特にT2強調像では多数の丸い部分がみえ，血管腫の特徴的な所見です（図4-1b）。

　血管腫がT1強調像，T2強調像共に高信号に描出されることが多いのは血管腫内の脂肪（なぜか血管腫には脂肪が含まれることが多いです）を反映しているとする考えと，血管腫の増殖・怒張した血管内に貯留した血液を反映するとの考えがあります。また，大きな血管腫はより不均一な所見を示し，悪性腫瘍との鑑別が問題になることがあります。

　血管腫は触ると柔らかく境界が不明瞭なことが特徴です。血管腫はX線像で石灰化（静脈石）を伴うことがありますが，その頻度は20％程度と考えられます。また，比較的稀ですが隣接した骨に肥厚を生じることがあり，それらの所見があればX線像のみで血管腫と診断できることがあります。

　血管腫は全軟部腫瘍の7％と比較的頻度の高い疾患ですが，血管腫全体では皮膚65％，肝臓19％，筋2％，その他と報告されており，整形外科以外の診療科で取り扱うことの方が多いと考えられます。好発年齢は小児から若年成人です。

　原因は不明ですが，筋の血管腫は痛みを伴うことが多いです。しかし血管腫に必ず手術が必要ということではなく，当院で登録された血管腫症例55例の内，47例（85％）はNSAIDsのみで痛みがコントロール可能で，手術せず様子をみています。特に筋肉内の血管腫は触診や肉眼所見でどこまで病変があるかがわかりにくいことがあり，姑息的に手術すると不十分な切除縁で再発を生じることがあり，注意が必要です。悪性軟部肉腫広範切除に準じた切除が必要と考えられます。

経過

　本症例はNSAIDsで疼痛改善が得られず，腫瘍広範切除を行い，症状は軽快しました。

血管腫のその他の症例

❶ 20代女性：足部血管腫（図4-2）

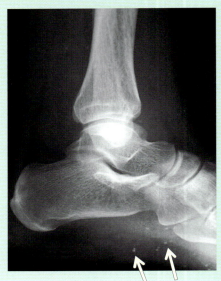

図4-2　足関節X線側面像
小石灰化（静脈石）を認める（矢印）。

❷ 10代後半女性：下腿血管腫（図4-3, 4-4）

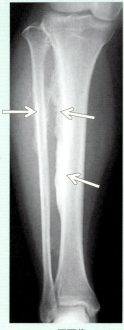
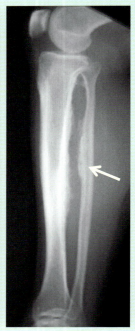

a　正面像　　　　　b　側面像

図4-3　下腿X線2方向像
脛骨と腓骨に骨膜の肥厚を認める（矢印）。これは2つの骨の間に血管腫が存在することで骨膜に炎症をきたし, 反応性に生じたものである。

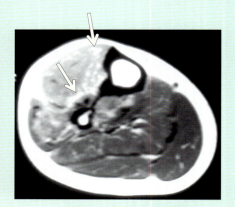

図4-4　下腿MRI T2強調横断像
MRIで前脛骨筋内に点状の高信号病変を認め（矢印）血管腫の所見である。

症例5　40代女性：左上腕腫瘤

- 2年前から左上腕に柔らかな腫瘤を自覚しており，1年前に他院で病変の切除を受けている。しかし切除後6カ月程度で局所再発を生じ，その後，増大したため外来を受診した。
- 初診時，左上腕の易出血性の腫瘤を認め，熱感と発赤を軽度伴っていた。痛みは初発時，再発時共にごく軽度であった。

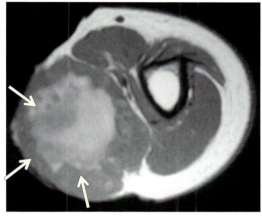

a　T1強調像

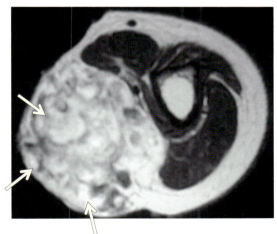

b　T2強調像

図5-1　肩関節MRI横断像

診断名はなんでしょう？

症例5　40代女性：左上腕腫瘤

診断のポイント
- MRI T1強調像，T2強調像共に高信号で，内部に血液が貯留している
- T2強調像で血管腫と類似した小円形の構造が認められる（図5-1b矢印）

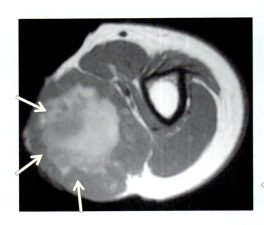
図5-1a　肩関節MRI T1強調横断像

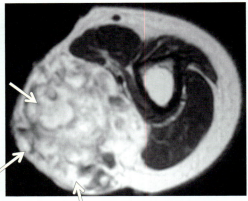
図5-1b　肩関節MRI T2強調横断像

解説

MRI T1強調像で等信号の部分と高信号の部分が混在し（図5-1a），T2強調像で高信号に描出され，特にT2強調像では多数の円形の部分が見え，血管腫と類似しています（図5-1b）。しかしT1強調像では病変内で筋と同程度の輝度の部分とやや高信号な部分が混在しており，症例4の血管腫と比べてより不均一性が強い印象です。

本症例は生検の結果，血管肉腫でした。血管肉腫は血管腫に比べると稀な腫瘍であり軟部肉腫の1%程度で成人以降の幅広い年齢に発生します。皮膚発生が多く，高齢者の頭部に好発します。軟部の場合は下肢の筋に最も多く発生します。腫瘍そのものが血管を作り腫瘍内の血流が良いため，初期から血流に乗って遠隔転移することが多く，予後不良な腫瘍の一つです。本症例も初診時から多発転移を伴っていました。

経過

本症例は腫瘍広範切除と化学療法を行いましたが，遠隔転移の進行により予後不良でした。

回答　血管肉腫 Angiosarcoma

Stewart-Treves症候群

　稀ですが，乳癌や子宮癌の手術・放射線治療後の慢性的な四肢の浮腫に伴い血管肉腫が発生することがあり，Stewart-Treves症候群といいます。

> 80代女性：乳癌手術放射線治療後30年以上で発生したStewart-Treves症候群（図5-2，5-3）

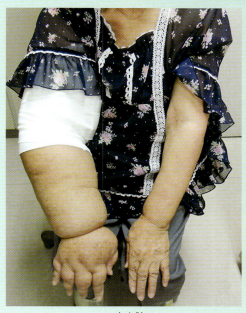

a　右上肢　　　　　　　　　　　　　　　　b　右上腕

図5-2　Stewart-Treves症候群 外観
右上肢の著明な浮腫（a），右上腕に発赤を伴う腫瘤を認める（b）。

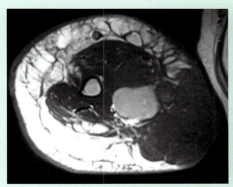 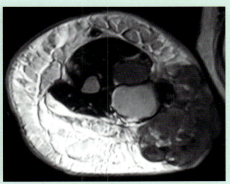

a　T1強調像　　　　　　　　　　　　　　　b　T2強調像

図5-3　上腕MRI横断像
筋層から皮下に広がる病変を認め，T1強調像で等～高信号，T2強調像で不均一な高信号に描出された。血液の貯留する病変と考えられ，症例5と類似している。

COLUMN

メアリーおばさんを知っているか？

　帝京大学の阿部哲士先生に以前いわれたことがあり，強く印象に残っています。

　これは海外での例え話だと思いますが，誰かに「メアリーおばさんを知っている？」と聞かれたときに，もしあなたがメアリーおばさんに会ったことがなければどうするでしょう？メアリーおばさんの説明として，身長は160cm位，年齢は60代で，白人で髪は金髪，目は青くてちょっと太っているなどと細かく聞いても，漠然としたイメージはわかりますが，実際に沢山いる同じような年齢，外観の婦人のなかからメアリーおばさんを特定することは困難だと思います。しかし一度でもメアリーおばさんに会ったことがあれば簡単です。「あの人がメアリーおばさんでしょう，だってメアリーおばさんじゃない！」とその人を指し示すことができます。

　日常診療における実際の診断もこれと同じです。一度でも経験したことのある疾患はすぐにわかります。逆に全く経験したことがないと，文献などで疾患の特徴を調べて合致するものを一生懸命探してもなんだか自信が持てないことがあります。つまり日常診療においては，どれだけ多くの疾患を経験したことがあるかが非常に重要だということです。一方で稀な疾患のすべてを自分で経験することは事実上不可能です。よって診断能力を向上させるためには症例検討会，学会などでいかに多くの症例に触れるかが重要になると考えます。一人でも多くの「メアリーおばさん」に会うために，忙しくても症例検討会や学会には参加したいものです。

症例6　50代男性：左膝部腫瘤

- 15年前から左膝外側後方の弾性硬の腫瘤に気づいていた。触ると下腿外側から足背に放散するしびれ感があったので，あまり触らないようにして様子をみていた。経時的にやや増大し，しびれも増したため，外来を受診した。
- 初診時，膝後方に軟部腫瘤を認めた。自発痛なし，圧痛あり，Tinel様徴候あり，下腿外側に放散した。他の軟部腫瘤なし，café-au-lait斑なし。

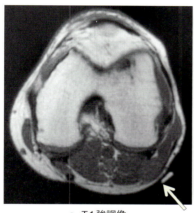 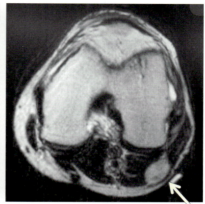

a　T1強調像　　　　　　　　b　T2強調像

図6-1　膝関節MRI横断像

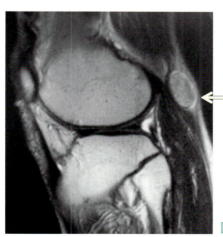

図6-2　膝関節MRI T2強調矢状断像

診断名はなんでしょう？

症例6　50代男性：左膝部腫瘤

診断のポイント
- MRI T1強調像で低信号，T2強調像で高信号で水分が多い（図6-1，6-2矢印）
- MRIで腓骨神経に一致した病変を認める
- Tinel様徴候あり

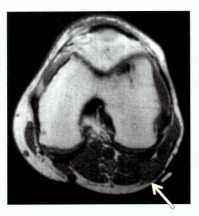

図6-1a　膝関節MRI T1強調横断像

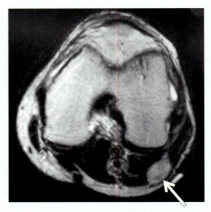

図6-1b　膝関節MRI T2強調横断像

解説

神経鞘腫は全軟部良性腫瘍の19％を占める頻度の高い軟部腫瘍です。

MRI T1強調像で等信号，T2強調像で高信号に描出され（図6-1，6-2矢印），総腓骨神経の走行に一致して病変を認めます。また，腫瘍を押すと浅腓骨神経領域にTinel様徴候を認め，これらのことから神経鞘腫と考えられます。

神経鞘腫の診断は，①MRIで神経鞘腫に矛盾しない画像所見であること，②末梢神経の解剖学的位置に一致して病変を認めること，③腫瘍の局在が想定される神経の支配領域にTinel様徴候を認めること，の3つがそろえば可能性が高いとの報告があり，著者の印象でも同様です。しかしこれらが1つでも足りない場合は他の腫瘍の可能性もあるため，より慎重な対応が必要です。

回答　神経鞘腫 Schwannoma

鑑別を要した症例

❶ 40代男性：左下腿軟部腫瘤（図6-3）

図6-3に神経鞘腫として紹介され，実際は悪性腫瘍であった1例を提示します。

2年前から左下腿に2cm大の弾性硬の腫瘤を自覚し，サイズの増大はなかったそうです。MRI所見から神経鞘腫疑いで紹介受診し，理学所見でTinel様徴候は認めませんでした。

MRI所見は症例6に類似しており神経鞘腫としてもよい印象です。また，MRI所見で腫瘍の辺縁はなだらかで2年間サイズが変わらないとのことからも良性腫瘍を第一に考えたいところです。しかし神経鞘腫とするには病変が末梢神経に一致していないことと，Tinel様徴候がないことの2点が合致しません。そのため生検を行ったところ，病理診断は粘液線維肉腫で広範切除を行いました。

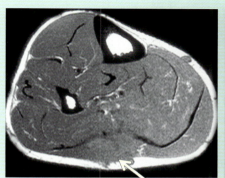
a T1強調像

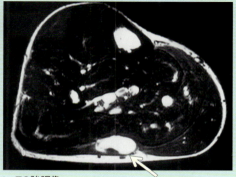
b T2強調像

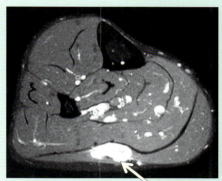
c 造影脂肪抑制像

図6-3　下腿MRI横断像
T1強調像で等信号（a矢印），T2強調像で高信号に描出され（b矢印），造影脂肪抑制像では造影効果が高く血流が良い（c矢印）。

❷ 20代男性：大腿部神経鞘腫（図6-4〜6-6）

　一方，稀ですが神経鞘腫でもサイズが大きく変性が強いものがあり，悪性腫瘍と鑑別になることがあります．図6-4〜6-6は20代男性の右大腿に発生した神経鞘腫です．サイズが大きいことと，MRIでの不均一性が強いことから（矢印）坐骨神経に発生した軟部肉腫を第一に考え生検を行いましたが，病理診断は変性を伴う良性の神経鞘腫でした．この症例では変性が強いためか，Tinel様徴候ははっきりしませんでした．診断後は本人と相談の結果，手術はせず経過観察のみとしました．

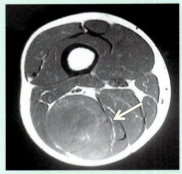
a　T1強調像

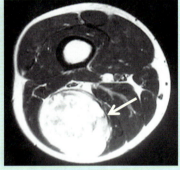
b　T2強調像

図6-4　大腿MRI 横断像
坐骨神経に一致する病変でT1強調像で等信号で，一部低信号と高信号に描出され不均一（a矢印），T2強調像では高信号だが，一部低信号で不均一である（b矢印）．病変は坐骨神経に一致しており，坐骨神経発生と考えられる．

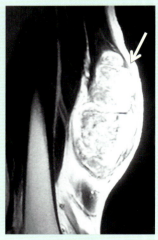

図6-5　大腿MRI T2強調矢状断像
T2強調像では高信号だが，一部低信号で不均一である（矢印）．

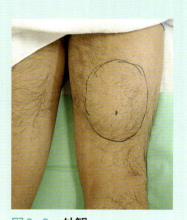

図6-6　外観
大腿後面に比較的大きな腫瘤を認める．Tinel様徴候は認めなかった．

症例7　40代女性：左足部痛

- 6年前から特に誘因なく足部痛を生じ近医を受診していた。原因は不明で消炎鎮痛薬による治療を受けたが，その後も痛みは続いていたため外来を受診した。踵部内側に圧痛あり，丁寧に触診すると5mm大の弾性軟の腫瘤を認めた（図7-1）。Tinel様徴候は認めなかった。

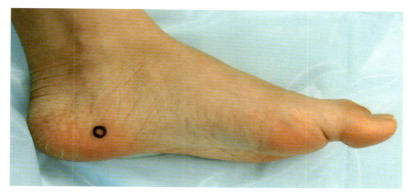

図7-1　足部外観

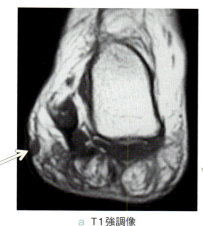

a T1強調像

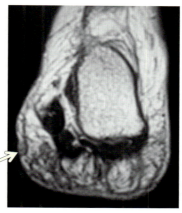

b T2強調像

図7-2　足部MRI冠状断像

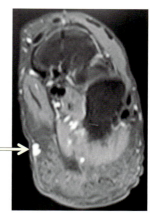

図7-3　足部MRI脂肪抑制横断像

診断名はなんでしょう？

症例7　40代女性：左足部痛

診断のポイント
- 小腫瘤
- 痛みを伴っている
- MRI T1強調像で低信号，T2強調像でやや高信号，脂肪抑制像で高信号（図7-2, 7-3矢印）

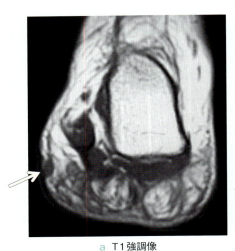
a　T1強調像

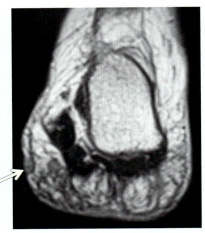
b　T2強調像

図7-2　足部MRI冠状断像

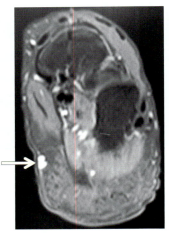

図7-3　足部MRI脂肪抑制横断像

回答　血管平滑筋腫 Angioleiomyoma

解説

　血管平滑筋腫は血管平滑筋に由来する良性腫瘍で比較的頻度が高く，40～50代に好発します。部位は下肢に好発し，下腿，足部，大腿と報告されています。真皮から皮下に発生し，自発痛ないし圧痛を伴うことが多いです。通常2cm以下で，数mmの小さいものも多く，腫瘤の触知が困難で診断に難渋することがあります（図7-1）。そのため触診で腫瘍がわからず長期に放置されている症例があり，いつまでも改善しない痛み，局所の圧痛がある場合は鑑別診断のひとつとなります。

　画像所見はMRI T1強調像で低信号，T2強調像で高信号で均一です（図7-2）。ときとしてMRIで神経鞘腫と類似することもあります。疑った場合は通常小さいため，診断を兼ねて切除生検を行います。単純切除（図7-4）で再発率は低く，症状も改善するため，切除生検で診断がつけばそれ以上の治療は必要ありません。

経過

　本症例は切除生検を行い，痛みは軽快しました。

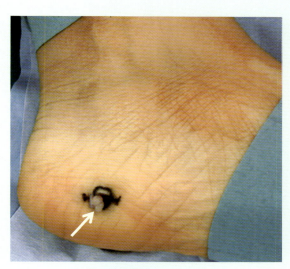

図7-4　切除した腫瘍（矢印）

第3章　軟部腫瘍

症例8 30代男性：膝痛

- 半年ほど前に右膝内側の有痛性腫瘤に気づいた。腫瘤のサイズは変わらなかったが、痛みが続くため近医を受診した。自発痛・圧痛を伴っていたこととMRI所見から（図8-1, 8-2矢印）、Tinel様徴候はなかったが神経原性良性腫瘍を疑われた。
- 痛みがあったため診断を兼ねて近医で腫瘤の切除生検が行われ、その後、外来を受診した。
- 外来受診時は手術瘢痕のみで腫瘤は触知しなかった。

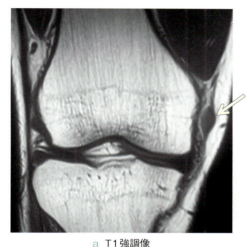
a T1強調像

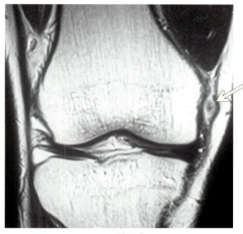
b T2強調像

図8-1 膝関節MRI冠状断像（手術前）

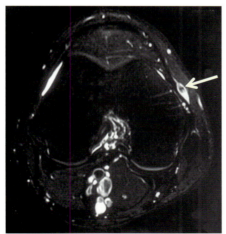

図8-2 膝関節MRI脂肪抑制横断像

診断名はなんでしょう？

症例8　30代男性：膝痛

診断のポイント
- 小腫瘤
- 痛みを伴っている
- サイズが長期に変化しない
- MRI T1強調像で等信号，T2強調像で等～高信号，脂肪抑制像で高信号（図8-1, 8-2 矢印）で画像上の特徴が乏しい

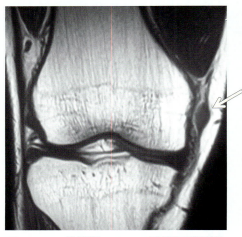

図8-1a　膝関節MRI T1強調冠状断像（手術前）

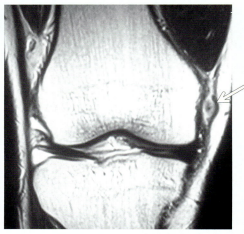

図8-1b　膝関節MRI T2強調冠状断像（手術前）

回答　滑膜肉腫 Synovial sarcoma

解　説

滑膜肉腫は全軟部肉腫の5%程度とされ，10〜40代に好発します。小児においては成人よりも頻度が高く，小児軟部肉腫の20%以上を占め，幼児期の発生もあります。

身体各所に発生しますが，好発部位は関節周囲で特に膝部です。通常は数カ月で増大し，比較的容易に悪性腫瘍の診断がつきますが，稀にごく小さく長期にわたり増大しない症例があるため注意が必要です。痛みを伴うことがあり，神経鞘腫や症例7の血管平滑筋腫の臨床診断で切除を行ったところ，滑膜肉腫の病理診断で慌てる場合があります。

ごく稀でありますが，"小さい"，"痛い"，"大きくならない"腫瘍の鑑別診断として滑膜肉腫があることは心に留めておく必要があります。

滑膜肉腫の治療は広範切除が基本で，深部発生で大きいものなど症例によっては化学療法を行います。

経　過

本症列はサイズが小さいため，追加広範切除のみ行いました（図8-3）。

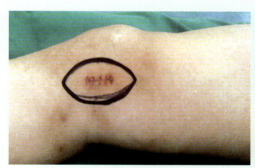 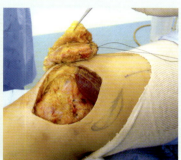

　　　　　a　皮切　　　　　　　　　　　　b　切除後

図8-3　追加広範切除

滑膜肉腫のその他の症例

20代男性：膝部滑膜肉腫（図8-4）

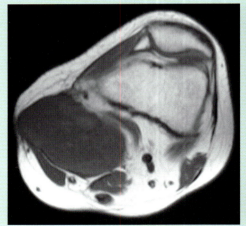

a　T1強調像

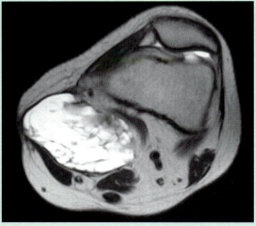

b　T2強調像

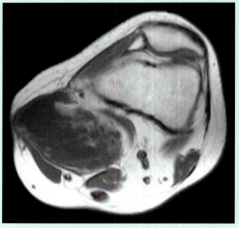

c　造影T1強調像

図8-4　膝関節MRI横断像
T1強調像で等信号で一部高信号，T2強調像で不均一な高信号，造影T1強調像では一部に造影効果を認める。T1強調像で高信号な部分は腫瘍内の出血を反映していると考えられる。

症例9　60代女性：左殿部腫瘤

- 1カ月ほど前に殿部の腫瘤に気づいた。痛みなどなく様子をみていたが，大きさに変化なく近医を受診し，紹介で外来を受診した。
- 初診時，左殿部に4×4cm大の弾性硬の腫瘤を認めた。発赤，拍動，圧痛などは認めなかった。

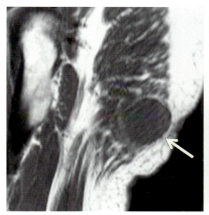

a　T1強調像

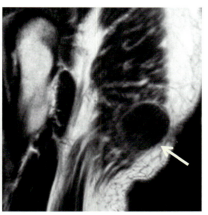

b　T2強調像

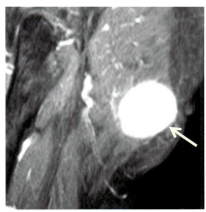

c　造影脂肪抑制像

図9-1　殿部MRI矢状断像

診断名はなんでしょう？

症例9 60代女性：左殿部腫瘤

診断のポイント
- MRI T1強調像，T2強調像共に輝度が比較的低く筋肉と等信号（図9-1a, b矢印）
- 造影脂肪抑制像でよく造影されることからは血流は良く，細胞成分に乏しいわけではない（図9-1c矢印）

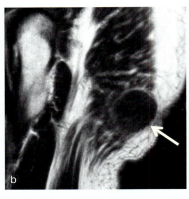
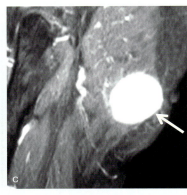

図9-1b　殿部MRI T2強調矢状断像
図9-1c　殿部MRI造影脂肪抑制矢状断像

解説

　顆粒細胞腫は神経原性腫瘍と考えられ，全軟部腫瘍の0.5％と比較的稀な腫瘍です。幅広い年齢に発生しますが好発年齢は30～50代とされています。部位は皮膚，皮下，食道，舌などが多く，筋内発生は4％程です。MRI所見は軟部肉腫の多くがT1強調像で低～等信号，T2強調像で高信号を示すことが多いのに対し，顆粒細胞腫ではT1強調像で低～等信号，T2強調像も等～やや高信号となることが多いと報告されており，T2強調像の輝度が比較的低い場合に鑑別の候補となる腫瘍です。顆粒細胞腫には良性と悪性があり，悪性を疑う所見は臨床的には5cm以上のサイズ，急速な増大と再発で，病理組織学的には核分裂像が多いこと，核の異形性，壊死とされていますが，ときに良悪性の診断に難渋することがあります。

　顆粒細胞腫の治療は良性であれば単純切除と考えられますが，生検した病理所見で良性と診断されても全切除して病理組織検査するまでは良性の確定診断ではないため，状況が許せば良性であっても広範切除が望ましいと考えられます。悪性の場合，放射線治療と化学療法の有効性は比較的低いとされています。

経過

　本症例は比較的容易に切除縁が確保できたため，広範切除を行いました。

回答　顆粒細胞腫（良性）Granular cell tumor（Benign）

症例10 10代半ば女児：胸部X線像異常陰影，右大腿腫瘤

- 学校検診の胸部X線検査で異常所見を指摘された（図10-1 矢印）。他院にて右大腿腫瘤を指摘され外来を受診した。
- 外来受診時，右大腿に弾性硬で5×5cm大の無痛性腫瘤を認め，発赤などはなく，触診で拍動を伴っていた。

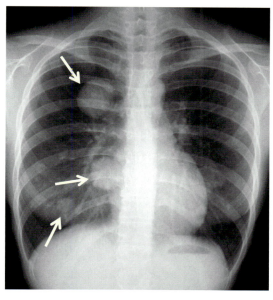

図10-1　胸部X線正面像

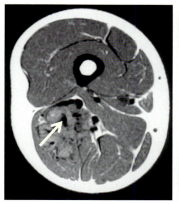
a　T1強調像

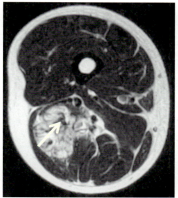
b　T2強調像

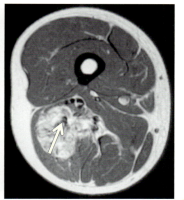
c　造影T1強調像

図10-2　大腿MRI横断像

診断名はなんでしょう？

症例10　10代半ば女児：胸部X線像異常陰影，右大腿腫瘤

診断のポイント
- 胸部X線像で肺野に円形陰影を認め，転移性肺腫瘍と考えられる（図10-1矢印）
- 触診で拍動を触れ，造影MRI T1強調像で全体に造影効果を認める。病変内部にT1強調像，T2強調像，造影T1強調像のすべてで低輝度の部位がありflow voidと考えられ，血流が非常に良い（図10-2矢印）
- 若い女性

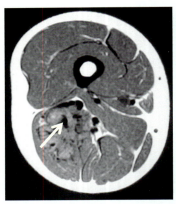 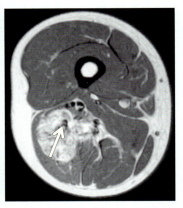

図10-2a　大腿MRI T1強調横断像　　図10-2c　大腿MRI造影T1強調横断像

解説

　胞巣状軟部肉腫は全軟部肉腫の0.5～0.9％程度と稀な腫瘍で，病理組織学的所見で胞巣状の構造をとることから，その名称となっています。好発年齢は10～30代で，高齢者には比較的少なく，女性に多いとされています。腫瘍の血流が豊富で，注意深い触診で拍動を触れることがあります。好発部位は四肢で，特に大腿の深部が多く，痛みもないため腫瘍の発見が遅れることがあります。

　血流が豊富なことから，初期から遠隔転移しやすく，本症例のように肺転移を生じて検診で発見されることがあります。転移部位は通常の骨軟部肉腫と同じ肺と，肉腫では珍しい脳に多くみられます。画像所見は血流が良いことを反映してMRI T1強調像で等～やや高信号，T2強調像で高信号で，造影効果が強く，一部にflow voidを認めることがあります（図10-2）。

回答　胞巣状軟部肉腫 Alveolar soft part sarcoma

胞巣状軟部肉腫の治療は，原発巣は広範切除が有効ですが，遠隔転移に対しては有効な化学療法が確立しておらず，新規抗がん剤の開発が望ましい状態です。遠隔転移を生じても進行が通常遅く，長い経過をとることが多いため，経過中生じた転移に対して，その都度対応することになります。

経　過

　本症例は原発巣の放射線治療を行いましたが，経過中，骨転移，脳転移を生じ，それらに対して外科的治療を行い，脳転移切除術後も比較的長期の生存が得られました（図10-3）。

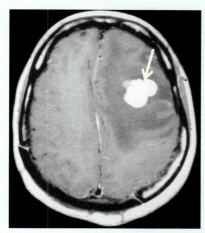

図10-3　脳転移時の頭部MRI横断像 造影 T1強調像
左前頭葉に造影効果の高い腫瘤性病変を認め（矢印），周囲が低信号となっており浮腫と考えられる。外科的切除を行い，病理組織学的にも胞巣状軟部肉腫の転移であった。

胞巣状軟部肉腫のその他の症例

20代女性：左肩部胞巣状軟部肉腫（図10-4）

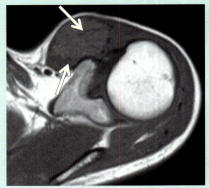
a　T1強調像

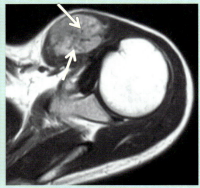
b　T2強調像

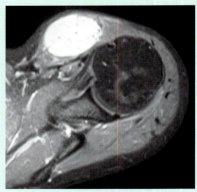
c　造影脂肪抑制像

図10-4　左肩関節MRI横断像
T1強調像はやや高信号で血液の貯留が示唆される（a）。T1強調像とT2強調像で共に低信号の部分があり（a, b矢印），やはりflow void的で，造影脂肪抑制像でも強い造影効果を認める（c）。

症例11　70代男性：左大腿腫瘤

- 1週間前に左大腿前方の腫瘤に気づいた。痛みなどなく様子をみていたが，サイズに変化なく外来を受診した。既往歴で2年前に肺癌の治療歴がある。
- 初診時には大腿に2×3cm大の弾性硬の腫瘤を認め，熱感や発赤はなく，自発痛と圧痛も認めなかった。鼠径など表在リンパ節の腫大は認めなかった。

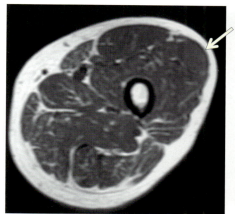
a　T1強調像

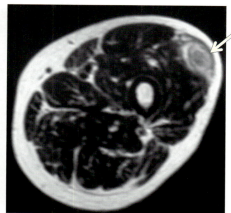
b　T2強調像

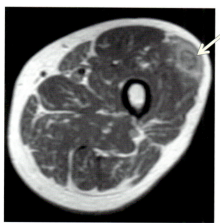
c　造影T1強調像

図11-1　大腿MRI横断像

診断名はなんでしょう？

症例11　70代男性：左大腿腫瘤

診断のポイント
- 肺癌の既往がある
- MRI造影T1強調像で造影効果を認める（図11-1c矢印）

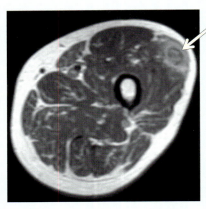

図11-1c　大腿MRI造影T1強調横断像

解説

がんの軟部組織転移は比較的稀であり，その発生頻度はすべてのがん症例の0.5〜0.8％と報告されています。その画像所見で特異的なものはなく，がんの既往があれば転移性軟部腫瘍が鑑別となりますが，既往がなく軟部転移が初発症状であった場合はがん軟部転移と診断することは事実上困難です。

順天堂大学整形外科で16例の転移性軟部腫瘍を検討したところ，初期から転移性軟部腫瘍と診断できた6例中4例はがんの既往がわかっていた症例で，他はすべて原発性軟部腫瘍と初期診断していました。また16例中2例は局所の炎症が強く，炎症性疾患と初期診断していました。

転移性軟部腫瘍の原発巣としては，肺癌，悪性黒色腫，悪性リンパ腫が多く報告されています。当院の症例でもやはり肺癌，悪性リンパ腫が多い傾向でした。

転移性軟部腫瘍の治療は局所の放射線治療と化学療法が主体で，外科的切除の適応は限られた症例のみとなります。しかし全例進行例であるため，その予後は一般的に不良です。

経過

本症例は放射線治療と化学療法が行われました。

回答

肺癌の筋肉内転移
Muscle metastasis from lung cancer

転移性軟部腫瘍のその他の症例

70代男性：肘部・骨盤内転移（図11-2，11-3）

　肘部有痛性腫瘤と発熱で整形外科を受診し，血液生化学検査で白血球，CRPの上昇と造影CTでの骨盤内病変を認めました（図11-2矢印）。MRI所見で腫瘤周囲の炎症が認められ（図11-3矢印），当初は感染による炎症と判断しました。

　抗菌薬を用い治療しましたが改善傾向がなく，肘から生検したところ腺癌の病理所見で肺癌の診断がつきました。転移性軟部腫瘍ではときとして炎症を生じ，炎症性病変との鑑別が必要になることがあると考えられます。

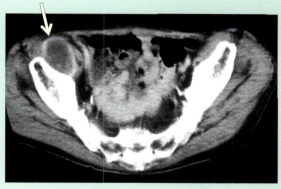

図11-2　骨盤造影CT
内部に造影効果の乏しい病変を認め（矢印），膿瘍と初期診断していた。

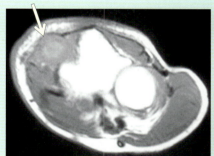

a　T1強調像

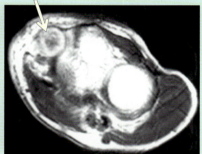

b　T2強調像

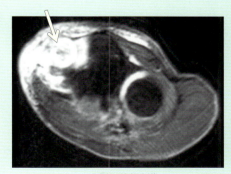

c　造影脂肪抑制像

図11-3　肘関節MRI横断像
T1強調像で等～一部高信号，T2強調像と造影脂肪抑制像で周辺皮下に高信号の変化を認め（矢印），炎症の波及と考えられた。

第4章
腫瘍様病変

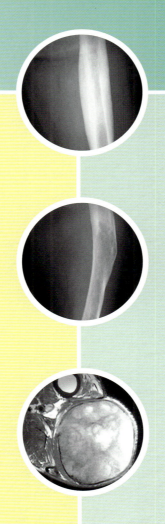

Introduction

　第2章，第3章と骨軟部腫瘍の症例をみてきましたが，大学病院の骨軟部腫瘍専門外来に紹介される症例が必ずしも腫瘍疾患であるとは限りません。腫瘍に類似しているが実際は腫瘍ではない「腫瘍様病変」が実は多いのです。

　順天堂大学整形外科の腫瘍外来を受診した2,424例のうち腫瘍様病変は実に1,014例で約42％でした。つまり骨軟部腫瘍外来での診断は腫瘍でないものを判別するところから始まるということです。

　しかし世の中には多彩な疾患があり，一見腫瘍のようにみえる疾患や診断に難渋する症例もあります。骨軟部の診断は腫瘍以外にも代謝性疾患，骨系統疾患など幅広い疾患の知識が必要で，それが醍醐味でもあります。

　本章では非常に頻度が高く典型的な症例から，非常に珍しい疾患まで幅広く提示しました。ぜひ皆さんも診断を考えてみてください。

症例1 　10代前半男児：症状なし

- 外傷に対して近医で足関節X線像を撮影したところ偶発的に脛骨の骨病変を指摘された。
- 外来を受診し，その時にも特に自発痛なし。局所の腫脹や関節可動域制限は認めなかった。

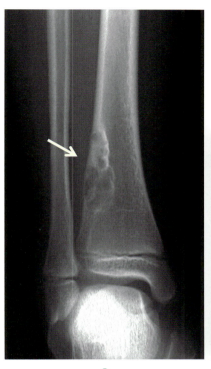
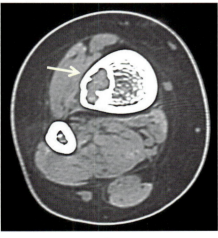

図1-1　足関節X線正面像（a）と単純CT（b）

診断名はなんでしょう？

症例1　10代前半男児：症状なし

診断のポイント
- 骨幹端病変
- 骨透亮像で辺縁硬化を伴う（図1-1a, b矢印）
- 小児

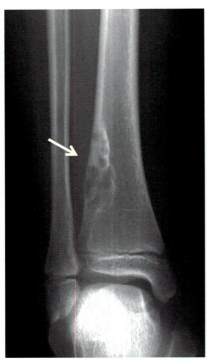

図1-1a　足関節X線正面像

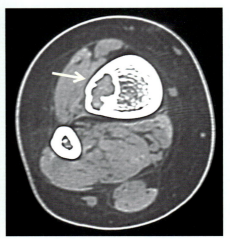

図1-1b　足関節単純CT

回答　非骨化性線維腫 Non-ossifying fibroma
（骨幹端部線維性骨皮質欠損 Metaphyseal fibrous defect）

解説

　非骨化性線維腫は小児に好発する腫瘍類似病変で大腿骨，脛骨の骨幹端に多く発生します。日本整形外科学会骨・軟部腫瘍委員会の全国骨腫瘍登録一覧表2010年版（JOA 2010）では腫瘍類似病変が777例中213例で，同年の骨肉腫が168例ですので，骨肉腫と同程度に稀かというと全くそのようなことはなく，非常に頻度が高い疾患と考えられます。これは骨肉腫はほとんど全例が専門施設で治療を受けて全国骨腫瘍登録に登録されますが，非骨化性線維腫は専門施設以外で診療を受けることが多く，大多数の症例が登録されていないためと考えられます。著者の印象では小学生1クラス全員の膝関節X線像を撮影すれば1～2例は見つかりそうな頻度と感じています。

　非骨化性線維腫の診断を難しくしている一因は類似する疾患として骨幹端部線維性骨皮質欠損（cortical irregularity, cortical desmoid）があり，これらを全くの同一疾患としてよいのか別疾患と考えるべきか判然としないことです。日本整形外科学会 編『整形外科・病理 悪性骨腫瘍取扱い規約第3版』（2000年）では非骨化性線維腫と骨幹端部線維性骨皮質欠損は同一疾患で腫瘍ではない腫瘍類似疾患とされていますが，2013年版のWHO骨軟部腫瘍分類では非骨化性線維腫は真の腫瘍で線維性組織球腫性腫瘍に分類されており，日本整形外科学会・日本病理学会 編『整形外科・病理 悪性骨腫瘍取扱い規約第4版』（2015年）でも2013年版のWHO分類に準じた分類に変更されています。また，WHO分類では，非骨化性線維腫は病変が比較的大きく骨髄腔まで病変が存在するもので，病変が皮質骨に限局しているものは線維性骨皮質欠損と定義しています。WHO分類に従えば症例1は非骨化性線維腫で，次に示す「その他の症例」などが骨幹端部線維性骨皮質欠損ということになります。

非骨化性線維腫のその他の症例

10代前半女児：大腿骨遠位病変（図1-2）

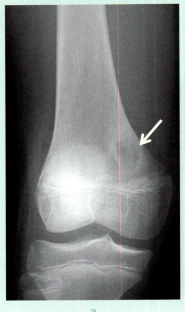
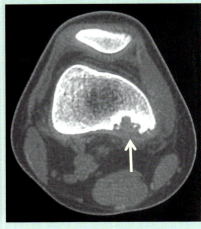

図1-2　膝関節X線正面像（a）と単純CT（b）
X線像は症例1に類似した大腿骨遠位骨幹端の骨透亮像で、辺縁硬化を伴っている（a矢印）。しかし単純CTでは症例1と異なり大腿骨後方の骨皮質が凹状で不整になっている（b矢印）。

　X線像では症例1と同様に大腿骨遠位骨幹端の骨透亮像で辺縁硬化を伴っています（図1-2a）。単純CTでは大腿骨遠位骨幹端後方の骨皮質が凹状で不整になっており（図1-2b）、cortical irregularityの名称となることもわかります。このような骨皮質の不整は腓腹筋の起始が小児の未熟な骨幹端にあることによる骨への慢性的な刺激が原因とする説もありますが、ほぼ同様の所見が脛骨近位にもみられることがあるので、本当に腓腹筋起始が影響しているのかは定かではありません。

　なお、MRIはT1強調像、T2強調像共に低～等信号となり、T2強調像があまり高信号にならないことが多く、これは病理組織所見では線維性組織が主体なことが原因と考えられます。しかし、ときにT2強調像が高信号になることもあり、MRIでは輝度変化よりも病変の局在と形態を優先して診断した方がよいと考えられます。

　前述のようにやや疾患分類が混乱している非骨化性線維腫／骨幹端部線維性骨皮質欠損ですが、なにしろ頻度の高い疾患で、日常診療のなかでよく発見されるはずです。では見つけたらどうしたらよいのでしょうか？もちろん専門施設に紹介すればよいのですが、専門施設でどうしているのかというと、ただ経過観察するのみです。なぜかといえば非骨化性線維腫／骨幹端部線維性骨皮質欠損は自然経過で退縮が期待できることと、よほど大きくないと病的骨折を生じることはない（一説では下肢長管骨の断面積で1/3以上で骨折リスクあり）ので、特に運動制限することもなく様子をみるだけです。

　本病変はいわゆる"Don't touch lesion"といわれています。それは画像所見で容易に診断可能で、しかも病理組織では悪性と誤って診断される可能性があるために、生検や搔爬手術はむしろ有害なことが多く、基本的に避けるべきです。

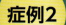

症例2　小学校低学年女児：右大腿痛

- 1カ月ほど前から特に誘因なく右大腿痛を生じ，近医のX線像で大腿骨病変を指摘された（図2-1矢印）。
- 外来を受診し，初診時，局所の腫脹は乏しく自発痛あり，軽度の腫脹あり，熱感と発赤はなし。痛みによる軽度関節可動域制限を認めた。

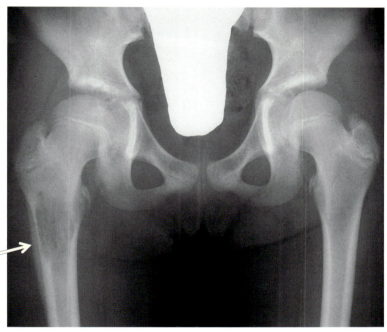

図2-1　股関節X線正面像

診断名はなんでしょう？

症例2 小学校低学年女児：右大腿痛

診断のポイント
- 骨透亮像で辺縁硬化がはっきりしない
- 骨膜反応を認めるが骨膜反応表面の破綻はない（図2-1矢印）
- 小児

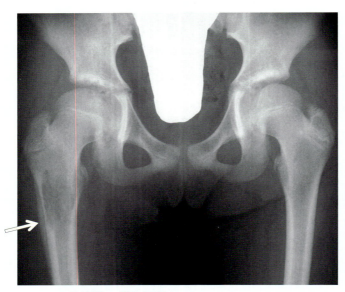

図2-1　股関節X線正面像

解説

好酸球性肉芽腫は小児に好発する腫瘍類似疾患で好発部位は大腿骨，脛骨，肋骨で，肋骨は成人に多いとされています。脊椎に発生し椎体の圧壊を生じるとカルベ（Calvé）扁平椎となります。単一臓器型と多臓器型があり，単一臓器型は骨のみのことがほとんどですが，多臓器型の場合，骨以外に，皮膚，リンパ節，肺，肝臓などに病変がみられることがあります。

画像上の特徴は，長管骨では骨透亮像と骨膜反応を伴うことで，年齢・部位からは骨肉腫，Ewing肉腫，骨髄炎が鑑別になることが多いです。

回答：好酸球性肉芽腫 Eosinophilic granuloma（ランゲルハンス細胞組織球症 Langerhans cell histiocytosis）

長管骨の場合は，確定診断のため生検することが一般的です。生検で診断がついたあとは自然に消退することが多く，掻爬など手術を要することは少ないです。脊椎や肋骨では生検困難な場合があり，その場合にはまず経過観察とし，自然消退しない場合は生検とすることもあります。また骨以外の臓器にも病変を認める多臓器型では化学療法の適応となることがあります。

経過

　本症例は生検の病理所見で好酸球性肉芽腫の診断がつき，以降は経過観察のみとし，3カ月程度で自然に病変は消退し，痛みも軽快しました（図2-2）。

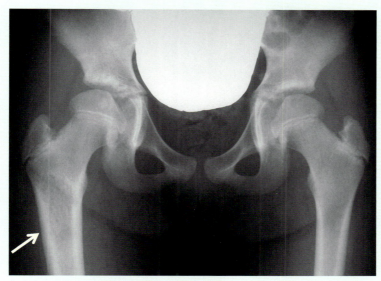

図2-2　経過観察後股関節X線正面像
大腿骨の透亮像・骨膜反応は消失している（矢印）。

好酸球性肉芽腫のその他の症例

10代前半男児：第2胸椎症例（図2-3, 2-4）

　画像所見のみで好酸球性肉芽腫と臨床診断し，生検せずステロイドを使用し経過観察したところ，椎体の楔状化は遺残しましたが骨外病変は消失しました。

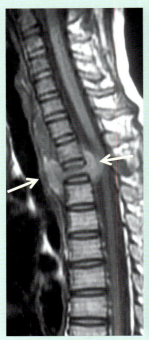
a　T1強調像

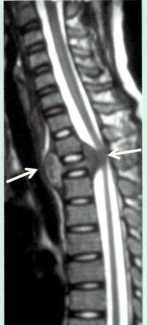
b　T2強調像

図2-3　初発時胸椎MRI矢状断像
椎体の扁平化と椎体前後の骨外腫瘤形成を認める（矢印）。

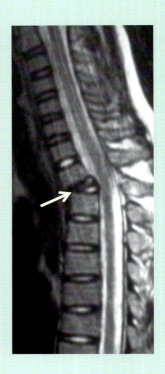

図2-4　ステロイド治療後胸椎MRI T2強調矢状断像
椎体の楔状化は残っているが骨外病変は消失した（矢印）。

症例3　10代半ば男児：足趾腫瘤

- 6カ月程前から第1趾に腫瘤を自覚していた。若干大きくなり痛みを伴うようになり、近医を受診しX線像で骨腫瘍が疑われ、外来を受診した。右第1趾爪部に硬い隆起（図3-1矢印）を認め、圧痛あり、熱感なし。爪の変形（図3-2矢印）を伴っていた。

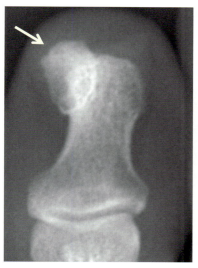

図3-1　足趾X線正面像

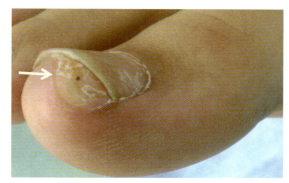

図3-2　初診時外観

診断名はなんでしょう？

症例3　10代半ば男児：足趾腫瘤

診断のポイント
- 足趾の爪下発生（手指でも発生する）
- X線像で骨に接している（実際，密着しており骨との可動性はない）（図3-1矢印）
- 骨軟骨腫のような正常骨髄と外骨腫部の骨髄の連続性はない

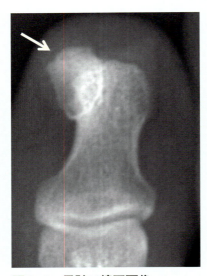

図3-1　足趾X線正面像

解説

爪下外骨腫は小外傷や慢性的な刺激により手足末梢に生じる反応性の骨軟骨病変で，真の腫瘍ではないと考えられます（図3-2）。爪部に生じて徐々に大きくなり，爪の変形や痛みを伴うことがあるため患者さんから切除を希望されることが多くありますが，切除後の再発率が高く30〜40％とする報告があり，切除に際しては十分なインフォームドコンセントが必要です。また，ときに病理組織学的に細胞異型を伴うことがあり，悪性腫瘍と誤って病理診断されることがあります。そのため爪下外骨腫と考えられる症例の病理診断が悪性と判定された場合は，臨床医と病理医で慎重な意見交換が必要です。

経過

本症例は痛みがあったため切除を行い，幸いにして再発はしませんでした。

回答　爪下外骨腫　Subungual exostosis

症例4　40代女性：足部痛

- 4週ほど前から特に誘因なく左足痛を生じた。近医を受診しX線像で骨腫瘍が疑われ（図4-1矢印），外来を受診した。左足の自発痛と軽度腫脹を認めたが，発赤や熱感は認めなかった。

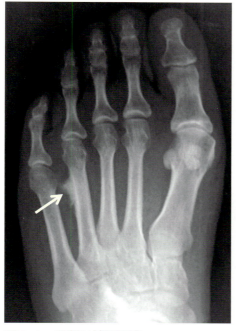

図4-1　足部X線正面像

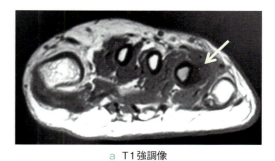

a　T1強調像

図4-2　足部MRI横断像

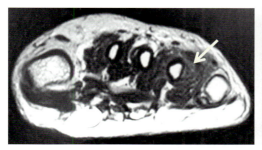

b　T2強調像

図4-2　足部MRI横断像

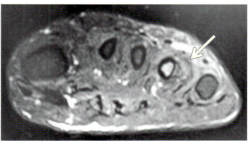

c　脂肪抑制像

診断名はなんでしょう？

症例4　40代女性：足部痛

診断のポイント
- 足部発生（手部でも発生する）
- X線とMRI像で骨に接している（実際，密着しており骨との可動性はない）（図4-1矢印）
- MRIで真の骨軟骨腫のような正常骨髄と外骨腫部の骨髄の連続性はない（図4-2a矢印）

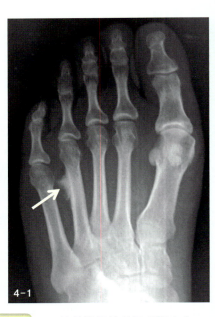
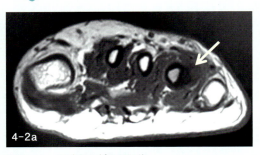

図4-1　足部X線正面像
図4-2a　足部MRI T1強調横断像

解説

傍骨性骨軟骨異形増生（BPOP）は爪下外骨腫と類似した疾患で，手足に好発する反応性の骨軟骨病変で真の腫瘍ではありません。爪下外骨腫と比べると画像所見で病変辺縁の不整が強く，病理組織学的にも軽度異型性を伴うため，悪性腫瘍，特に骨肉腫と誤って診断されることもあり，注意が必要です。手足に発生した場合は診断が比較的容易ですが，四肢長管骨に発生した場合は悪性腫瘍と鑑別が難しいことがあります。

爪下外骨腫と同じく骨に接して発生し，骨との可動性はなく，骨軟骨腫にみられるような病変と正常骨髄との連続性は認めません。切除後の再発率が高く，50％以上とする報告もあり，切除に際しては慎重に判断することが必要です。病変の活動性が高い場合は切除後数週間で再発を生じることもあります。

経過

本症例は消炎鎮痛薬で痛みが軽快したため，手術に行わず経過観察としました。

回答

傍骨性骨軟骨異形増生
Bizarre parosteal osteochondromatous proliferation；BPOP

傍骨性骨軟骨異形増生のその他の症例，鑑別を要した症例

❶ 30代女性：手指BPOP（図4-3）

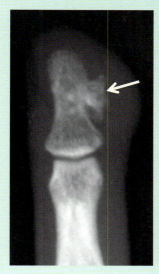

図4-3　手指X線正面像
手指末節骨に接して辺縁の不整な硬化性病変を認める（矢印）。爪下ではないことと，辺縁がより不整なためBPOPと診断したが，爪下外骨腫と本質的な違いはない。

❷ 40代女性：前腕BPOP（図4-4，4-5）

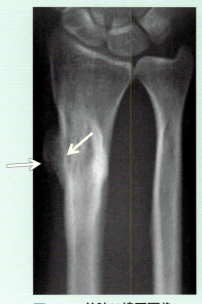

図4-4　前腕X線正面像
橈骨に接して辺縁の不整な硬化性病変を認め，一部，皮質骨も不整になっている（矢印）。

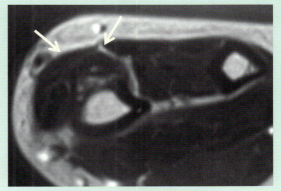

図4-5　前腕MRI T2強調横断像
橈骨に接して等～一部高信号の病変を認める（矢印）。

❸ 20代女性：脛骨骨膜性骨肉腫（図4-6, 4-7）

　BPOPが大腿骨や脛骨に発生することは稀であり，逆に骨膜性骨肉腫が手足に発生することも稀で，長管骨発生であれば骨肉腫を強く疑う必要があります。

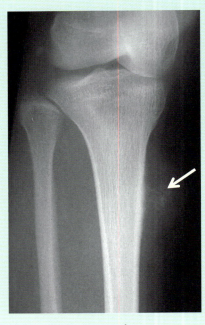

図4-6　下腿近位X線正面像
脛骨に接して辺縁が不整な硬化性病変を認める（矢印）。

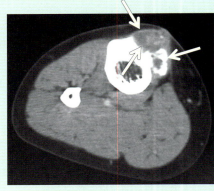

図4-7　下腿造影CT
脛骨に接して病変を認めるが，硬化は一部で不均一であり，軟部腫瘤形成を伴っている。脛骨骨皮質の不整も認める（矢印）。

症例5　60代男性：無症状

- 前立腺癌の精査で偶発的に右大腿骨病変を指摘され外来を受診した。
- 外来初診時に股関節，大腿局所の自発痛，腫脹，熱感なし。股関節可動域制限なし。

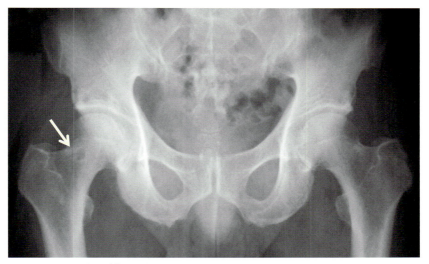

図5-1　股関節X線正面像

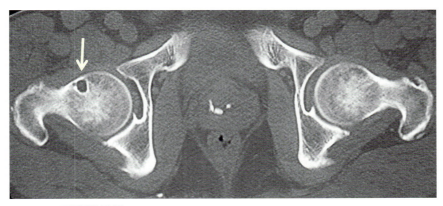

図5-2　股関節単純CT

診断名はなんでしょう？

第4章　腫瘍様病変

症例5　60代男性：無症状

診断のポイント
- 大腿骨頸部の骨透亮像で辺縁硬化あり（図5-1矢印）
- 大腿骨頸部前方に病変が存在（図5-2矢印）
- 病変が小さい（1cm以下）

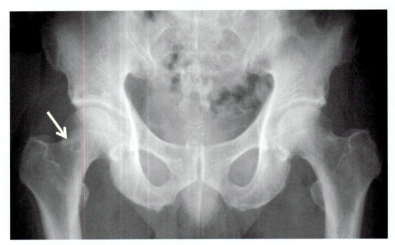

図5-1　股関節X線正面像

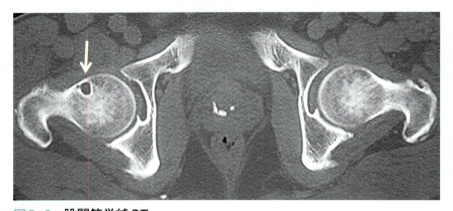

図5-2　股関節単純CT

回答　Herniation pit of the femoral neck

解説

　Herniation pitは大腿骨頚部から骨頭にかけて生じる囊胞性の病変でノーマルバリアントの一種と考えられています．通常，成人以降に生じ，その頻度は比較的高く5％程度で存在するとの報告があり，著者としても外科や内科で撮影したCTをチェックしているとよくみる印象です．

　画像診断で大腿骨頭から頚部で前方に存在し，径1cm以下で辺縁硬化を伴うことが特徴です．後方に位置したり，1cmより大きいものは他の疾患を考える必要があります．内部は細胞成分が乏しく囊腫様で，単純CTでは低密度（図5-2矢印），MRIではT1強調像で低～等信号，T2強調像で高信号に描出されます．

　Herniation pitの鑑別診断は骨内ガングリオン（傍関節骨囊腫）ですが，両者とも良性病変ですので積極的に両者を鑑別する必要性は乏しいと考えられます．何らかのがんを有する症例の全身検索でCTやPETで偶発的に発見され，整形外科でがん骨転移との鑑別が求められることがありますが，画像診断でHerniation pitと考えられる場合には骨生検は行わず，経過観察のみとなります．Femoroacetabular impingement（FAI）でちょうど大腿骨と臼蓋がぶつかる位置に発生するため，最近では同疾患の発生と関係があるのではないか，との説があります．

経過

　本症例は症状もなく，経過観察のみとなりました．

Herniation pitのその他の症例

40代女性：偶発的にX線像で発見されたHerniation pit（図5-3, 5-4）

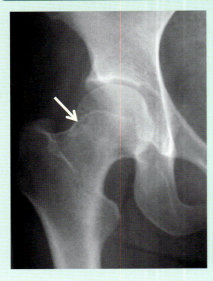

図5-3 股関節X線正面像
症例5と同様，大腿骨頸部の透亮像で辺縁硬化を伴い，病変が小さい（矢印）。

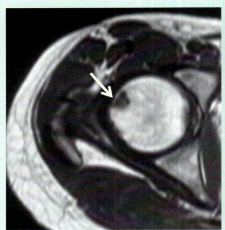

a T1強調像

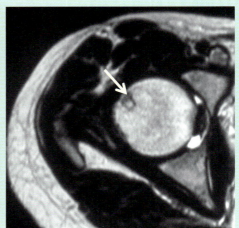

b T2強調像

図5-4 股関節MRI 横断像
病変内部がT1強調像で等信号，T2強調像で高信号に描出される（矢印）。

症例6　70代女性：左大腿痛

- 数年前から左大腿痛を生じ、消炎鎮痛薬でやや改善するものの、痛みは持続していた。初発時、左大腿近位の自発痛あり、圧痛なし、局所の腫脹と熱感が軽度あり、発赤なし。痛みのため軽度関節可動域制限を認めた。ときに手や頭部に皮疹がでるとの訴えがある。近医を受診しX線像で骨腫瘍が疑われ（図6-1矢印）外来を受診した。

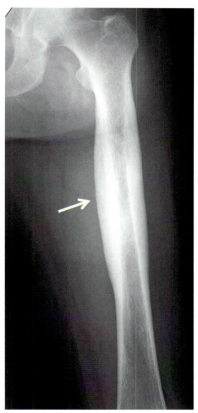

図6-1　大腿骨X線正面像

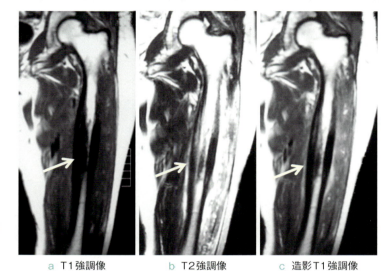

a　T1強調像　　　b　T2強調像　　　c　造影T1強調像

図6-2　大腿部MRI冠状断像

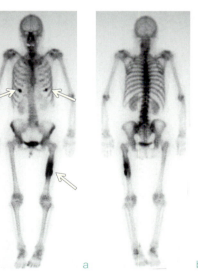

図6-3　骨シンチグラフィ

診断名はなんでしょう？

症例6　70代女性：左大腿痛

診断のポイント
- X線像で大腿骨骨幹部の骨皮質の肥厚を認め，辺縁は整である（図6-1矢印）
- 大腿骨の骨皮質が肥厚しているが，骨髄内病変がはっきりせず骨髄炎ではない（図6-2a矢印）
- 類骨骨腫にみられるnidusはない（図6-2a）
- 骨シンチグラフィで対称性の肋軟骨への集積を認める（図6-3矢印）
- 皮疹がある

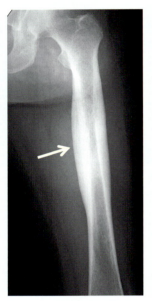

図6-1　大腿骨X線正面像

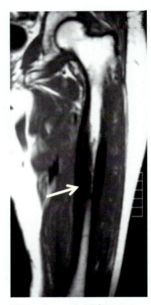

図6-2a　大腿部MRI T1強調冠状断像

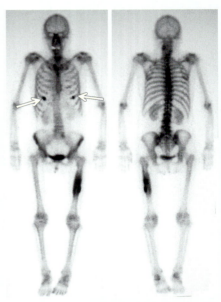

図6-3　骨シンチグラフィ

回答　SAPHO症候群　SAPHO syndrome

解説

　SAPHO症候群はSynovitis（滑膜炎），Acne（ざ瘡），Pustulosis（膿疱），Hyperostosis（骨肥厚），Osteitis（骨炎）の骨関節・皮膚症状を呈する疾患群です。古典的な掌蹠膿疱症性骨関節炎，胸肋鎖骨肥厚症，Tietze症候群などが含まれ，強直性脊椎炎やdiffuse idiopathic skeletal hyperostosis（Forestier病）等は含まないとされています。

　同疾患の確立した診断基準はないのですが，比較的用いられるものとしてHayemらの提唱した，①ざ瘡に伴う骨関節病変，②掌蹠膿疱症に伴う骨関節病変，③骨肥厚症（皮膚病変はなくてもよい），④無菌性慢性骨髄炎（皮膚病変はなくてもよい）のいずれか一つに合致するもの，とする診断基準があります。HayemらはSAPHO症候群の16%では皮膚病変を伴っていなかったと報告しており，その場合，上記の③ないし④で骨肥厚や骨髄炎があれば，なんでもSAPHO症候群の診断基準に合致してしまうことになります。もちろんそれはおかしいので，基本的にSAPHO症候群は除外診断であり，SAPHO症候群以外の細菌感染や膠原病など，他の骨関節に慢性炎症を生じる疾患が否定されていることが前提となります。

　好発部位は前胸部（63～90%），仙腸関節（40%），他の脊椎（33%），長管骨（30%）とされており，原因は自己免疫疾患であるとする説と皮膚疾患や慢性副鼻腔炎，中耳炎などの慢性的な細菌感染による反応であるとの説がありますが，結論は出ていません。

　多くの場合，肋骨病変があるため，早期診断には骨シンチグラフィによる特徴的な肋骨病変の確認が有効です。治療は大多数の症例は消炎鎮痛薬で症状が軽快しますが，ときにステロイド薬や他の免疫抑制薬が必要なことがあります。

経過

　本症例は消炎鎮痛薬で疼痛コントロール不良であり，ステロイド薬を併用し症状が軽快しました。

SAPHO症候群のその他の症例

❶ 40代女性：SAPHOの鎖骨病変，胸骨・鎖骨部痛で発症（図6-4）

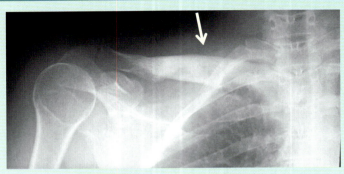

図6-4　鎖骨正面X線像
典型的な鎖骨の骨肥厚を認める（矢印）。

❷ 60代男性：SAPHOの脊椎病変，背部痛で発症（図6-5）

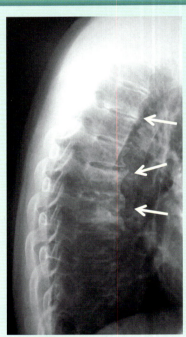

図6-5　胸椎X線側面像
掌蹠膿疱症に伴う典型的SAPHO症候群で胸椎に硬化と不整な骨棘形成を認める（矢印）。

症例7　70代女性：左上腕変形

- 特に誘因なく左上腕の変形に気づいた。痛みなどなく様子をみていたが、その後も変形は変わらず外来を受診した。
- 初診時、左上腕の変形あり、腫瘤や発赤は認めなかった。血液生化学検査でALP値653 IU/l（正常上限359）と上昇を認め、カルシウム値、リン値は正常域であった。

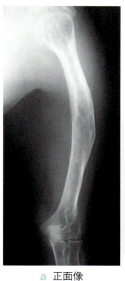
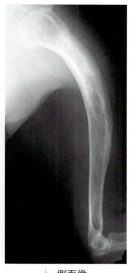

図7-1　上腕骨X線2方向像
a　正面像　　b　側面像

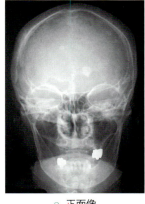
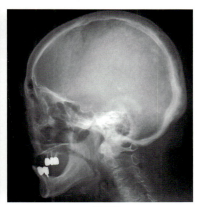

a　正面像　　b　側面像
図7-2　頭蓋骨X線2方向像

診断名はなんでしょう？

症例7　70代女性：左上腕変形

診断のポイント
- 上腕骨に変形と肥厚，硬化あり（図7-1）
- 頭蓋骨の肥厚あり（図7-2）
- 高ALP血症

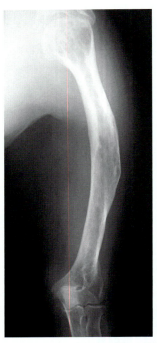

図7-1a　上腕骨X線正面像
上腕骨に変形と肥厚，硬化を認める。

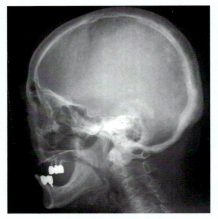

図7-2b　頭蓋骨X線側面像
頭蓋骨の肥厚と不規則な硬化を認め典型的な骨Paget病の所見である。

回答　骨Paget病　Paget disease of bone

解 説

　骨Paget病は1877年にJ. Pagetが変形性骨炎（osteitis deformans）として報告した疾患です。骨硬化と肥大，ときとして四肢長管骨の変形を生じます。原因は未だに不明ですが骨の局所代謝亢進による骨過剰形成とされています。中高年に好発し，最好発年齢は60～70代で，部位は骨盤，脊椎，頭蓋，大腿骨に多く生じ，多発性のことがあります。発生頻度に人種差があり，日本人では100万人あたり2.8人と少なく，欧米人では全人口の0.1～5％とされています。

　典型的な画像所見と血清ALP値上昇があれば比較的診断は容易で生検は不要ですが，10％程で血清ALP値が正常とされており，その場合は診断に難渋することがあります。海外の報告では稀に骨Paget病から二次性に悪性腫瘍，特に骨肉腫を生じるとされていますが，日本人においてはほとんどみられないようです。

　治療は痛みなどの症状に乏しい場合は経過観察のみでよいとされていますが，変形や頭蓋骨の増大傾向がある場合はビスホスホネート製剤が用いられます。著者の経験では，通常の骨粗鬆症治療のビスホスホネート使用量で症状改善が得られ，血清ALP値も低下することが多いようです。

経 過

　本症例は生検せず，骨Paget病の臨床診断で経過観察しました。経過中，頭蓋骨の増大傾向がありビスホスホネートを使用したところ，その後の進行や悪性化はみられませんでした。

COLUMN

On the shoulders of giants

　"On the shoulders of giants"この言葉はもともとはニュートンがいった言葉だそうです。

　「もし私が，人より遠くを見ることができているとすれば，それは巨人の肩に乗ったから」。

　これはニュートン力学に代表される彼の偉大な業績は，自分の力だけでなく先人による膨大な研究，発見の上に立つことで実現したという意味だと思います。全く同じことが医学の世界でもいえます。例えば骨肉腫の診断は今日では容易で，経験の乏しい研修医でも可能なほどです。しかしほんの数十年前まではエキスパートの間でも，骨肉腫の診断が困難なことが少なからずあり，学会で大論争が繰り広げられ結局よくわからないこともありました。しかし世界中の整形外科医，放射線科医，病理医が積み重ねてきた業績のお陰で，一昔前は難しかったことが，現在では容易・ありふれた技術になっているということです。医学の進歩といえば簡単ですが，我々は誰でも巨人の肩に乗っていることを自覚すべきと思います。

　まずは先達の業績，文献を勉強し深く理解すること大切だと思います。しかし先達の業績を理解するだけでは不十分で，さらに自分なりの新しいものを積み重ね新しい医学をつくることで初めて「巨人の肩に乗った」ことになると思います。先輩達の医学を受け継いで，新たに積み重ねることで，例えささやかであっても，いつか自分も巨人の肩の一部になればと思います。

症例8　40代男性：左上腕痛

- 小児期から数回の骨折の経験があり，その都度，保存療法を受けている．半年ほど前に左手で強く物を引いたころ左上腕の痛みが出現し，近医で保存療法を受けたが骨折遷延治癒となり，外来を受診した．
- 外来初診時に左上腕の変形と自発痛を認め，低身長，四肢体幹の不均等性は認めなかった．X線検査で左上腕骨の骨折（図8-1 矢印）と，手指骨を含む全身性の骨硬化を認めた．血液生化学検査でALP値とカルシウム値は正常で，Hb 12.6 g/dlの軽度貧血とTRACP-5b 12,100 mU/dl（正常上限420）の著明な上昇を認めた．

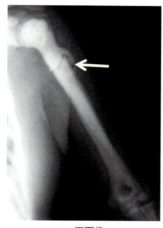
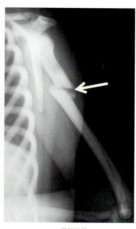

図8-1　上腕骨X線2方向像
a　正面像　　　b　側面像

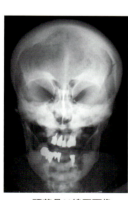
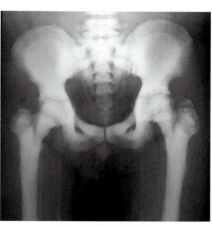

a　頭蓋骨X線正面像　　　b　股関節X線正面像
図8-2　頭蓋骨と股関節X線正面像

診断名はなんでしょう？

症例8 40代男性：左上腕痛

診断のポイント
- 全身性の骨硬化（図8-2）
- 上腕骨骨折が偽関節となっている（図8-1a矢印）
- 繰り返す骨折の既往
- TRACP-5b高値

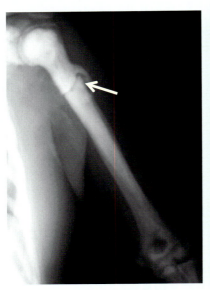

図8-1a　上腕骨X線正面像

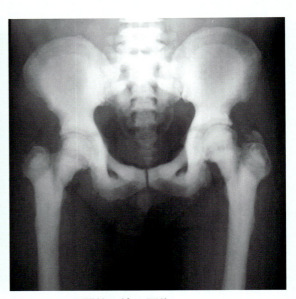

図8-2b　股関節X線正面像

回答　大理石骨病 Osteopetrosis

解説

　大理石骨病は破骨細胞の機能不全による骨吸収の低下で過剰な骨硬化を生じる稀な症候群です。症例によって硬化の程度に差があり，新生児期に脳神経の圧迫症状をきたし発症する重症型と，症状の乏しい遅発型，中間型があります。遅発型が最も頻度が高く10万人に1人程度の発生といわれ，重症型，中間型は極めて稀とされています。

　症状は易骨折性と骨髄機能の低下による貧血などです。他に血液生化学検査で低ALP血症，低カルシウム血症を示すことがありますが，正常なこともあります。最近では血清TRACP-5b値の上昇を伴うことが報告されており，診断に有用です。

　治療は小児においては骨髄移植，高容量の活性型ビタミンD使用が行われることもありますが，成人では骨折に対し対症療法となります。骨折は偽関節になりやすく，骨接合術の適応がありますが，骨が硬いため内固定材料の設置は困難です。

経過

　本症例は観血的整復内固定（図8-3）と術後の超音波骨折治療を行いました。

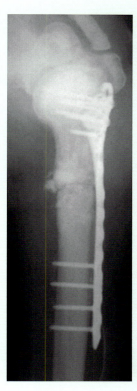

図8-3　上腕骨術後X線正面像
観血的整復内固定を行った。

症例9 40代女性：両肩，両大腿痛

- 6カ月程前から特に誘因なく，全身倦怠感，両肩と両大腿部痛を生じ，近医を受診しX線像で骨腫瘍の疑いで（図9-1, 9-2 矢印）外来を受診した。
- 外来初診時の血液生化学検査で血糖値690 mg/dl（正常109以下），総コレステロール値890 mg/dl（正常219以下），中性脂肪値12,340 mg/dl（正常149以下）であった。既往症として高脂血症を検診で指摘されていたが，治療せず放置していた。また家族歴として，高脂血症があった。

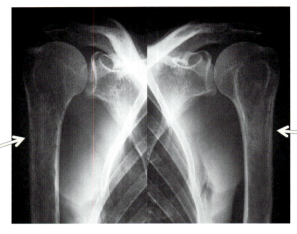

図9-1　両肩X線正面像

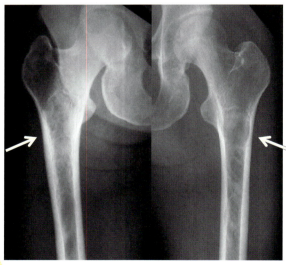

図9-2　両大腿近位X線正面像

診断名はなんでしょう？

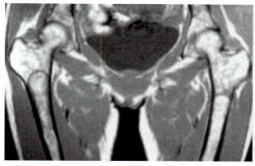

a T1強調像　　　　　　　　　　　　b T2強調像

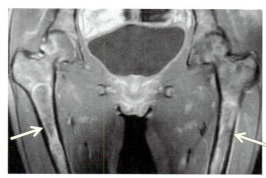

c 造影脂肪抑制像

図9-3　股関節MRI冠状断

第4章　腫瘍様病変　191

症例9　40代女性：両肩，両大腿痛

診断のポイント
- 左右対称性病変（図9-1～9-3）
- MRIで造影される腫瘤形成がない（図9-3c矢印）
- 病理組織像では脂肪を貪食したマクロファージを認めた（図9-4）

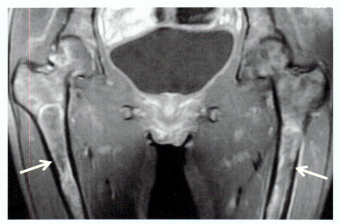

図9-3c　MRI造影脂肪抑制像

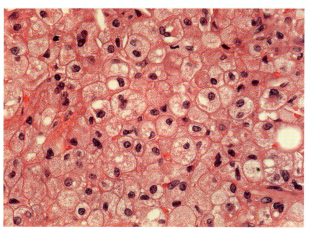

図9-4　病理組織HE染色
脂肪を貪食したマクロファージ（泡沫細胞）が多数認められた。腫瘍細胞は認められず，高脂血症に伴う二次性の骨黄色腫と考えられた。

回答

高脂血症に伴う骨黄色腫
Xanthoma associated with hyperlipidemia

解説

　骨黄色腫は原発性と高脂血症などの代謝性疾患に伴う二次性に分けられ，骨と軟部の両方に発生しますが軟部の方が頻度が高く，特に眼瞼とアキレス腱部に好発します。骨の場合は長管骨と頭蓋骨に好発し，体幹骨は少ないとされています。原発性骨黄色腫は骨良性線維性組織球腫と類似した病変とされていますが，なんらかの良性病変の変性したものとも考えられます。二次性は高脂血症Type IIBとIIIによるものが多く，Type I，IV，Vは少ないと報告されています。本症例はリポ蛋白リパーゼ（LPL）欠損症による高脂血症に伴う二次性骨黄色腫で，極めて稀なものでした。

　骨黄色腫は痛みなどの症状が強い場合は掻爬・骨移植手術の適応がありますが，軽度の場合は経過観察や脂質制限食で保存療法となります。

経過

　本症例は症状が軽度であったため，脂質制限食などの対症療法を行い，症状の改善を認めました。

MEMO

症例10　50代男性：無症状

- 偶発的に膝X線像で骨病変を指摘され（図10-1矢印）外来を受診し，初診時所見で自発痛・圧痛なし，局所の腫脹なし，関節可動域制限を認めなかった。

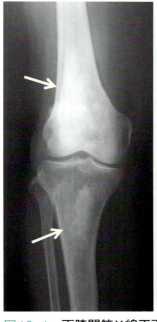
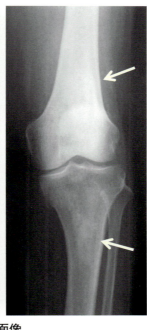

図10-1　両膝関節X線正面像

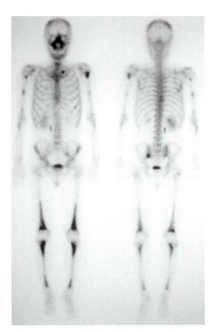

図10-2　骨シンチグラフィ

診断名はなんでしょう？

第4章　腫瘍様病変

症例10 50代男性：無症状

診断のポイント
- 左右対称性病変（図10-1矢印）
- 骨シンチグラフィで膝周囲と上腕骨に集積があるが，体幹骨にはない（図10-2）

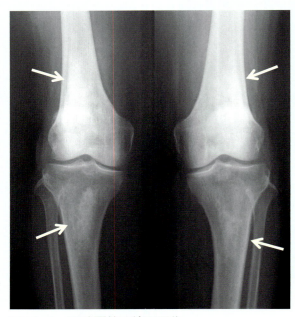

図10-1　両膝関節X線正面像

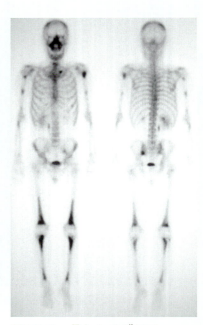

図10-2　骨シンチグラフィ

解説

　Erdheim-Chester（エルドハイム-チェスター）病は原因不明の組織球腫症で中高年に好発します。骨病変はほぼ必発で，長管骨に好発し体幹骨には少ないことが特徴です。骨以外では肺，中枢神経系，腎，後腹膜に病変を生じることがあります。

　骨病変のみの場合は，一般的に症状を伴わないため経過観察のみですが，肺や中枢神経系病変を伴うときは，ステロイドや化学療法の適応となります。左右対称性に骨病変を生じるものは腫瘍ではなく骨系統疾患や代謝性疾患のことが多いですが，胃癌や肺癌，前立腺癌などで骨転移が左右対称性に生じることがあり，血液検査で血清ALP値やカルシウム値が上昇した症例では注意が必要です。

回答　Erdheim-Chester病　Erdheim-Chester disease

その他の対称性骨病変を生じる疾患

❶ 20代男性：Gaucher（ゴーシェ）病（図10-3）

　Gaucher病は遺伝子異常に基づくグルコセレブロシダーゼの活性化低下により，その基質であるグルコセレブロシドが肝臓，脾臓，骨などに蓄積する疾患です。

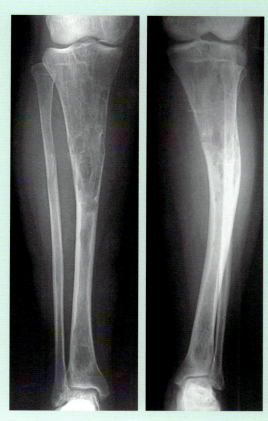

図10-3　両側下腿X線正面像
両脛骨に骨透亮像を認め，辺縁硬化を伴っている。
脛骨の変形も認める。

❷ 50代女性：胃癌骨転移（印環細胞癌）（図10-4, 10-5）

　左右対称性の硬化性病変で，骨シンチグラフィでは集積が顕著でスーパーボーンイメージです。代謝性疾患では骨シンチグラフィでここまで強い集積をきたすことは稀と考えられます。胃癌は比較的骨転移の頻度が低いがんですが，未分化な印環細胞癌ではときに多発性，びまん性に骨転移を生じ，左右対称にみえることがあり注意が必要です。

第4章　腫瘍様病変

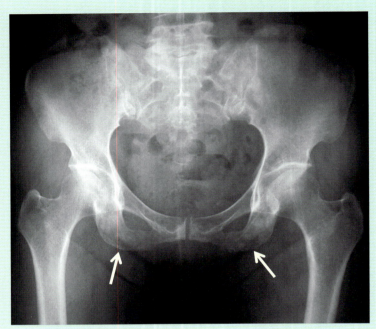

図10-4　骨盤X線正面像
両坐骨に多発性硬化性病変を認める（矢印）。

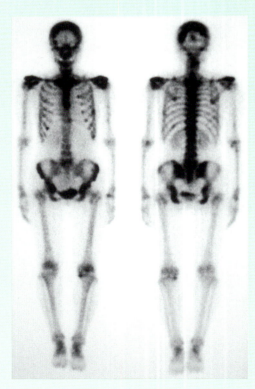

図10-5　骨シンチグラフィ
頭蓋骨，脊椎，鎖骨，肋骨，骨盤，大腿骨に左右対称性に強い集積を認め，腎臓が不明瞭になっており，いわゆるスーパーボーンイメージである。

症例11　40代女性：大腿腫瘤

- 特に誘因なく大腿の腫瘤を生じた。痛みはなく緩徐に増大し，外来を受診した。
- 初診時，弾性硬の長径15cm大の軟部腫瘤を大腿外側後方に認め，熱感，腫脹は伴わなかった。

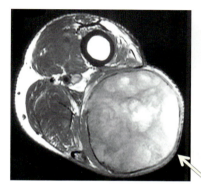

a　T1強調像

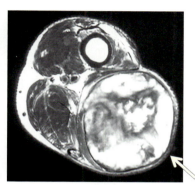

b　T2強調像

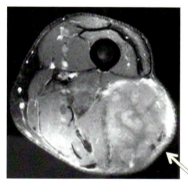

c　造影脂肪抑制像

図11-1　大腿MRI横断像

診断名はなんでしょう？

症例11　40代女性：大腿腫瘤

診断のポイント
- MRI T1強調像，T2強調共に高信号で脂肪抑制像で抑制に乏しく血液を多く含む病変（図11-1a, b矢印）
- 造影効果に乏しい（図11-1c矢印）
- 慢性的な拡大

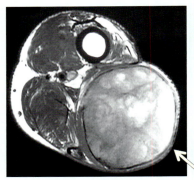 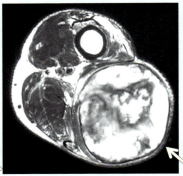 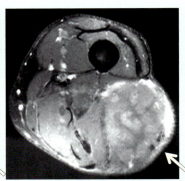

a　T1強調像　　　　　b　T2強調像　　　　　c　造影脂肪抑制像

図11-1　大腿MRI横断像

解説

慢性拡張性血腫は外傷や手術後の血腫が縮小せず，緩除に増大する稀な病態で慢性的な炎症が関与しているとされています。しかし外傷の既往がはっきりしない症例もあります。胸腔内，腹腔内，軟部組織と身体のさまざまな部位に発生し，再発率を下げるためには被膜を含めた切除が必要とされています。

軟部組織に発生した場合，軟部腫瘍，特に肉腫との鑑別が問題となり，基本的に慢性拡張性血腫は除外診断であると考えた方がよいでしょう。なぜなら軟部腫瘍，特に軟部肉腫で大きな血腫を伴い，病変の大部分は血腫でごく一部に腫瘍本体が隠れている症例があるからで，そういった症例は通常，血腫の吸引細胞診では診断できず，十分な検体量を採取する切開生検でかろうじて病理診断可能で，ときには全切除して初めて病理診断可能となることもあるからです。

血腫を伴う軟部腫瘍としては，滑膜肉腫，未分化多形肉腫（Undifferentiated pleomorphic sarcoma：UPS）が多いとされています。

よって慢性拡張性血腫と考えられる症例であっても，軟部肉腫の可能性を考慮したうえで治療に当たることが望ましいと考えられます。

回答　慢性拡張性血腫 Chronic expanding hematoma

大部分血腫で，一部腫瘍であった症例，経過観察で縮小した症例

❶ 50代女性：大腿軟部の無痛性腫瘤（図11-2）

画像所見と切開生検所見では血腫のみで慢性拡張性血腫と考えられましたが，全切除後の病理診断は滑膜肉腫でした。

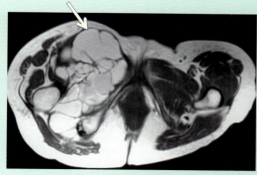

a T1強調像　　　　　　　　　　　　　　b T2強調像

図11-2　股関節MRI横断像
T1強調像，T2強調像共に高信号で血腫と考えられる所見である（矢印）。

❷ 20代女性：膝窩部の無痛性腫瘤（図11-3）

画像所見で大部分血腫で一部に腫瘍形成がみられましたが，針生検で診断がつかず，全切除後の病理所見で滑膜肉腫の診断でした。

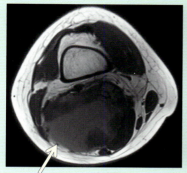 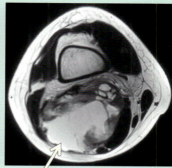 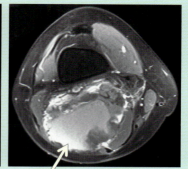

a T1強調像　　　　b T2強調像　　　　c 造影脂肪抑制像

図11-3　膝関節MRI横断像
T1強調像で等～高信号，T2強調像で不均一な高信号で，血腫の所見である。造影脂肪抑制像では一部に造影効果を認める（矢印）。

❸ 70代男性：腸骨筋内血腫（図11-4）

抗凝固薬の服用あり。腸骨筋内血腫の診断で抗凝固薬の減量を行い経過観察したところ，病変は消失しました。高齢者では抗凝固薬の使用や血管の脆弱性から筋内血腫を生じることがあります。

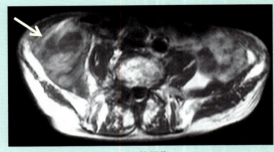

a T1強調像　　　　　　　　　　　　　　　　　b T2強調像

図11-4　骨盤MRI 横断像
腸骨筋にT1強調像で等〜高信号，T2強調像で不均一な高信号の病変を認め，腫瘤としてはっきりしない（矢印）。

症例12　70代女性：大腿無痛性腫瘤

- 数年前に大腿骨転子部骨折で他院にて手術を受けている。術中に軟部腫瘍の所見なし。術後，1年以上経過してから特に誘因なく大腿の腫瘤を自覚した。痛みはなく緩徐に増大し外来を受診した。
- 初診時に弾性軟で長径12 cm大の軟部腫瘤を大腿前方外側に認め（図12-1矢印），熱感・発赤は伴わなかった。

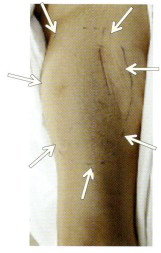

図12-1　外観

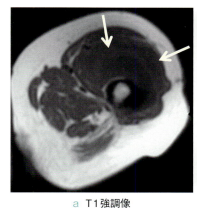
a　T1強調像

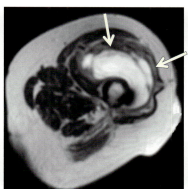
b　T2強調像

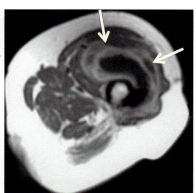
c　造影T1強調像

図12-2　大腿MRI横断像

診断名はなんでしょう？

症例12　70代女性：大腿無痛性腫瘤

診断のポイント
- 局所の手術の既往がある
- MRIで内部が造影されず，辺縁の造影される領域も腫瘍の存在がはっきりしない（図12-2c矢印）

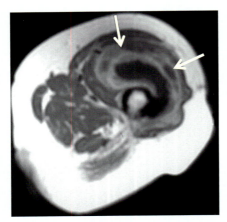

図12-2c　大腿造影MRI T1強調横断像

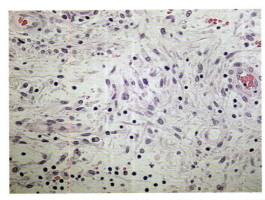

図12-3　切開生検の病理組織HE染色

線維芽細胞と炎症性細胞が混在して増殖しており，腫瘍としてモノクローナルに増殖する細胞がはっきりしない。炎症性偽腫瘍に合致する所見であるが，炎症性筋線維芽腫瘍との厳密な鑑別は困難なことがある。

回答　炎症性偽腫瘍　Inflammatory pseudotumor

解説

　炎症性偽腫瘍は整形外科においては稀な病態で，胸腹部の外科的治療後に発生するものや，IgG4関連疾患として後腹膜や体幹臓器に発生するものが報告されています。

　本症例は骨折の手術歴があり，やはり手術後の慢性炎症に起因するものと考えられました。しかし画像的には内部壊死を伴う軟部肉腫との鑑別は困難であり，さらに病理組織学的にも炎症性筋線維芽腫瘍との鑑別は困難な場合があります（図12-3）。

　最近では炎症性筋線維芽腫瘍では50％以上の症例でALK遺伝子のrearrangementがみられることが判明しており，診断に有用と考えられます。

　それでも炎症性筋線維芽腫瘍と炎症性偽腫瘍の鑑別が困難な場合は，基本的に経過観察するしか方法がありません。

　経過観察して病変が増大すれば炎症性筋線維芽腫瘍で，消退すれば初めて炎症性偽腫瘍と診断できます。

経過

　本症例は経過観察で病変は消退し，その時点で初めて炎症性偽腫瘍の診断が確定しました（図12-4）。

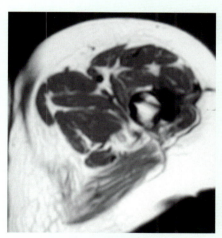

図12-4　生検後1年のMRI
軟部病変は消失している。

炎症性偽腫瘍との鑑別になった炎症性筋線維芽腫瘍の症例

40代女性：上腕炎症性筋線維芽腫瘍（図12-5, 12-6）

　症例12と類似したMRI所見で，切開生検でも炎症性筋線維芽腫瘍ないし炎症性偽腫瘍の確定診断が困難でした．経過観察したところ，2カ月程で増大傾向を認めたため，軟部肉腫に準じた広範切除を行いました．最終診断は炎症性筋線維芽腫瘍でした．

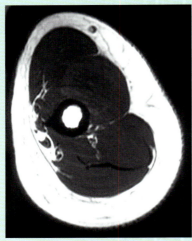

a　T1強調像　　　　　　　　　b　T2強調像

図12-5　上腕MRI横断像
T1強調像は等信号で，T2強調像で高信号の病変を認める．

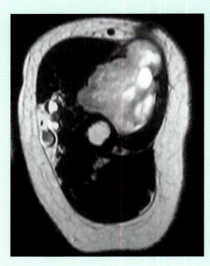

図12-6　経過観察後のMRI T2強調像
病変の拡大を認める．

文　献

1) 日本整形外科学会・日本病理学会 編：整形外科・病理 悪性骨腫瘍取扱い規約第4版．金原出版，2015．
2) 日本整形外科学会骨・軟部腫瘍委員会 編：整形外科・病理 悪性軟部腫瘍取扱い規約第3版．金原出版，2002．
3) 日本整形外科学会骨・軟部腫瘍委員会 編：全国骨腫瘍登録一覧表．2010．
4) 日本整形外科学会骨・軟部腫瘍委員会 編：全国軟部腫瘍登録一覧表．2010．
5) K.K. Unni：Dahlin's Bone Tumors Fifth Edition. Lippincott-Raven, 1996.

索　引

和　文　索　引

●あ
悪性黒色腫　112

●い
異型脂肪腫様腫瘍　122

●え
エルドハイム-チェスター病　196
炎症性偽腫瘍　204
炎症性筋線維芽腫瘍　206

●お
オリエール病　93

●か
ガングリオン　44
がん骨転移　16, 26, 70
顆粒細胞腫　150
外骨腫　98
褐色脂肪腫　126
褐色腫　6
滑膜肉腫　146
関節リウマチ　12
癌の筋肉内転移　156

●け
血管腫　30, 130
血管肉腫　134
血管平滑筋腫　142

血腫　50
結節性筋膜炎　40

●こ
ゴーシェ病　197
好酸球性肉芽腫　166
高分化型脂肪肉腫　122
骨悪性リンパ腫　68
骨黄色腫　192, 193
骨化性筋炎　34
骨外性骨肉腫　36
骨幹端部線維性骨皮質欠損　162, 163
骨巨細胞腫　76
骨髄炎　10, 166
骨脆弱性骨折　18
骨軟骨腫　98
骨肉腫　56
骨嚢腫　4
骨膜性骨肉腫　174
骨 Paget 病　184

●し
脂肪芽腫　128
脂肪腫　32, 118
神経鞘腫　138

●す
スーパーボーンイメージ　197

● そ
爪下外骨腫 170

● た
大理石骨病 188
淡明細胞型軟骨肉腫 84

● ち
超音波 44, 45

● て
転移性軟部腫瘍 157

● な
軟骨下骨嚢腫 4
軟骨芽細胞腫 80
軟骨肉腫 62

● に
二次性動脈瘤様骨嚢腫 82

● ね
猫ひっかき病 48
粘液線維肉腫 139

● の
嚢腫 44

● は
白血病 108

● ひ
非骨化性線維腫 162, 163
疲労骨折 22

● ほ
ホンダサイン 19
胞巣状軟部肉腫 152
紡錘形脂肪腫 127
傍骨性骨軟骨異形増生 172
傍骨性骨肉腫 88

● ま
慢性拡張性血腫 200

● ゆ
ユーイング肉腫 66

● ら
ランゲルハンス細胞組織球症 166

● り
リンパ節炎 48

● る
類骨骨腫 104

欧文索引

A
Alveolar soft part sarcoma　152
Angioleiomyoma　142
Angiosarcoma　134
atypical lipomatous tumor　122

B
Bizarre parosteal osteochondromatous
　　proliferation（BPOP）　172
Brown tumor　6

C
Cat Scratch Disease　48
Chondroblastoma　80
Chondrosarcoma　62
Chronic expanding hematoma　200
Clear cell chondrosarcoma　84
Cyst　44

E
Eosinophilic granuloma　166
Erdheim-Chester 病　196
Ewing sarcoma（Ewing 肉腫）　66
Exostosis　98
Extraskeletal osteosarcoma　36

G
Ganglion　44
Garré 骨髄炎　24
Gaucher 病　197
Giant cell tumor of bone　76
Granular cell tumor　150

H
Hemangioma　30, 130
Hematoma　50
Herniation pit　176
Hibernoma　126
Honda sign　19

I
IgG4 関連疾患　205
Inflammatory pseudotumor　204
Insufficiency fracture　18

L
Langerhans cell histiocytosis　166
Leukemia　108
Lipoma　32, 118
Lymphadenitis　48

M
Maffucci 症候群　96
malignant melanoma　112
Metaphyseal fibrous defect　162
Myositis ossificans　34

N
Nodular fasciitis　40
Non-ossifying fibroma　162

O
Ollier disease（Ollier 病）　92
Osteochondroma　98
Osteoid osteoma　104
Osteomyelitis of Garré　24
Osteopetrosis　188

Osteosarcoma 56

● P

Paget disease of bone 184
Parosteal osteosarcoma 88
Primitive neuroectodermal tumor(PNET) 66

● R

reverse zoning phenomenon 28, 35
Rheumatoid arthritis 12

● S

SAPHO 症候群 180
Schwannoma 138
Stewart-Treves 症候群 135

Stress fracture 22
Subcondral cyst 4
Subungual exostosis 170
Synovial sarcoma 146

● T

Tinel 様徴候 138

● W

Well differentiated liposarcoma 122

● X

Xanthoma 192

● Z

zoning phenomenon 28, 34

著者略歴

鳥越　知明（とりごえともあき）

福岡県福岡市出身

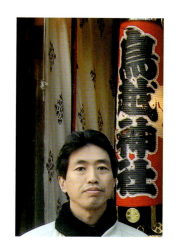

昭和42年10月27日生
昭和61年3月　福岡大学付属大濠高校卒業
平成 4 年3月　琉球大学医学部卒業
平成 4 年5月　順天堂大学医学部付属病院整形外科入局
平成 6 年7月　三島東海病院整形外科　医師
平成 8 年7月　峡東病院整形外科　医師
平成 9 年7月　関東逓信病院整形外科　医師
平成10年1月　栃木県立がんセンター骨軟部腫瘍科　医師
平成12年7月　函館中央病院整形外科　医長
平成13年7月　順天堂大学医学部整形外科学　無給助手
平成14年1月～平成14年6月
　　米国カリフォルニア州立大学ロサンゼルス校整形外科・臨床病理留学（Visiting Researcher）
平成14年7月　順天堂大学医学部整形外科学　助手
平成18年4月　順天堂大学医学部整形外科学　臨床講師
平成20年1月　順天堂大学医学部整形外科学　准教授
平成25年1月　順天堂大学医学部附属浦安病院整形外科学　准教授
平成26年1月　埼玉医科大学国際医療センター骨軟部組織腫瘍科・整形外科　准教授，現在に至る

所属学会

日本整形外科学会，関東整形災害外科学会，骨軟部肉腫治療研究会，関東骨軟部腫瘍の基礎を語る会，東北地区骨軟部腫瘍研究会，千葉県骨軟部腫瘍症例研究会，日本リハビリテーション医学会

趣味

読書，料理

「診断名はなんでしょう?」
骨軟部腫瘍と腫瘍様病変の
画像診断 Q&A 定価(本体 5,500 円+税)

2016 年 5 月 20 日　第 1 版第 1 刷発行

著　者　鳥越　知明
　　　　とりごえ　ともあき

発行者　福村　直樹

発行所　金原出版株式会社
　　　　〒113-8687 東京都文京区湯島 2-31-14
　　　　　電話　編集(03)3811-7162
　　　　　　　　営業(03)3811-7184
　　　　FAX　　(03)3813-0288　　　　　　　　Ⓒ 2016
　　　　振替口座　00120-4-151494　　　　　　検印省略
　　　　http://www.kanehara-shuppan.co.jp　　Printed in Japan

ISBN 978-4-307-25160-0　　　　　　　　　　　印刷・製本／教文堂

JCOPY 〈(社)出版者著作権管理機構 委託出版物〉
本書の無断複写は著作権法上での例外を除き禁じられています．複写される場合は，
そのつど事前に，(社)出版者著作権管理機構（電話 03-3513-6969, FAX 03-3513-
6979, e-mail: info@jcopy.or.jp）の許諾を得てください．

小社は捺印または貼付紙をもって定価を変更致しません．
乱丁，落丁のものはお買上げ書店または小社にてお取り替え致します．

WHO分類2013年版、TNM分類第7版に対応した15年ぶりの改訂版！

整形外科・病理
悪性骨腫瘍 取扱い規約

2015年11月　第4版

[編集] 日本整形外科学会／日本病理学会

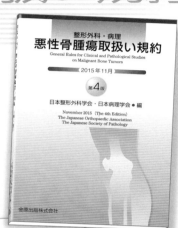

第4版では、WHO分類の改訂に伴い病理画像所見と臨床画像所見を大幅に追加した。特に病理画像所見と臨床画像所見の連続性をもたせ、より使い勝手の良いレイアウトに刷新したことが大きな特徴である。骨腫瘍分類では、WHO分類には記載はないが、臨床病理学上の特徴があり診断上意味があると思われる病変も多数追加した。整形外科医、病理医の日常診療において、第一に参照される網羅的な手引き書である。

◆主な内容◆

- ■ 骨腫瘍の分類
- ■ 骨腫瘍の頻度　発生頻度／国内での相対頻度
- ■ 骨腫瘍の診断　画像診断／臨床検査／遺伝子診断／生検法／骨腫瘍の病期分類
- ■ インフォームドコンセント
- ■ 骨腫瘍の治療　手術療法／化学療法／放射線療法／治療効果判定
- ■ 骨腫瘍の治療成績　用語の定義／生存率の解析
- ■ 骨腫瘍の登録
- ■ 骨腫瘍の病理　骨腫瘍病理総論／骨腫瘍病理各論
- ■ 付録　各種規約一覧　切除範囲の表現法（ISOLS）
  同種骨移植（allograft）の評価法
  腫瘍用人工関節のレントゲン評価法
  患肢機能評価法（Enneking）

◆読者対象◆　整形外科医　病理医

◆B5判　240頁　64図　原色133図　◆定価（本体7,000円＋税）　ISBN978-4-307-25159-4

2015・11

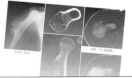 金原出版　〒113-8687 東京都文京区湯島2-31-14　TEL03-3811-7184（営業部直通）FAX03-3813-0288

本の詳細、ご注文等はこちらから▶ http://www.kanehara-shuppan.co.jp/

金原出版【取扱い規約】最新情報　2016.2

書名	版	編者	本体価格
癌取扱い規約 －抜粋－ 消化器癌・乳癌	第11版	金原出版 編集部 編	3,800円
肺癌・頭頸部癌・甲状腺癌取扱い規約 抜粋	第4版	金原出版 編集部 編	2,800円
泌尿器科癌取扱い規約 抜粋	第1版	日本泌尿器科学会 編	2,800円
婦人科がん取扱い規約 抜粋	第2版	日本産科婦人科学会/日本病理学会 日本医学放射線学会/日本放射線腫瘍学会 編	4,000円
臨床病理 食道癌取扱い規約	第11版	日本食道学会 編	3,800円
食道アカラシア取扱い規約	第4版	日本食道学会 編	2,000円
胃癌取扱い規約	第14版	日本胃癌学会 編	3,800円
臨床病理 胆道癌取扱い規約	第6版	日本肝胆膵外科学会 編	3,700円
大腸癌取扱い規約	第8版	大腸癌研究会 編	3,800円
門脈圧亢進症取扱い規約	第3版	日本門脈圧亢進症学会 編	4,600円
臨床病理 原発性肝癌取扱い規約	第6版	日本肝癌研究会 編	3,500円
膵癌取扱い規約	第6版補訂版	日本膵臓学会 編	3,600円
臨床病理 脳腫瘍取扱い規約 臨床と病理カラーアトラス	第3版	日本脳神経外科学会 日本病理学会 編	12,000円
頭頸部癌取扱い規約	第5版	日本頭頸部癌学会 編	3,400円
甲状腺癌取扱い規約	第7版	日本甲状腺外科学会 編	3,400円
臨床病理 肺癌取扱い規約	第7版	日本肺癌学会 編	6,700円
臨床病理 乳癌取扱い規約	第17版	日本乳癌学会 編	4,000円
臨床病理 縦隔腫瘍取扱い規約	第1版	日本胸腺研究会 編	3,500円
皮膚悪性腫瘍取扱い規約	第2版	日本皮膚悪性腫瘍学会 編	7,000円
整形外科病理 悪性骨腫瘍取扱い規約	第4版	日本整形外科学会 日本病理学会 編	7,000円
整形外科病理 悪性軟部腫瘍取扱い規約	第3版	日本整形外科学会 骨・軟部腫瘍委員会 編	6,800円
子宮頸癌取扱い規約	第3版	日本産科婦人科学会/日本病理学会 日本医学放射線学会/日本放射線腫瘍学会 編	3,400円
子宮体癌取扱い規約	第3版	日本産科婦人科学会/日本病理学会 日本医学放射線学会/日本放射線腫瘍学会 編	3,400円
子宮内膜症取扱い規約 第1部 診断および進行度分類基準とカラーアトラス	第1版	日本産科婦人科学会 編	4,854円
子宮内膜症取扱い規約 第2部 治療編・診療編	第2版	日本産科婦人科学会 編	3,700円
卵巣腫瘍取扱い規約 第1部 組織分類ならびにカラーアトラス	第2版	日本産科婦人科学会 日本病理学会 編	8,000円
卵巣腫瘍・卵管癌・腹膜癌取扱い規約 臨床編	第1版	日本産科婦人科学会 編	2,500円
絨毛性疾患取扱い規約	第3版	日本産科婦人科学会 日本病理学会 編	4,000円
泌尿器科・病理 放射線 腎癌取扱い規約	第4版	日本泌尿器科学会 日本病理学会 日本医学放射線学会 編	3,600円
副腎腫瘍取扱い規約	第3版	日本泌尿器科学会 日本病理学会/他 編	4,000円
泌尿器科・病理 放射線 腎盂・尿管・膀胱癌取扱い規約	第1版	日本泌尿器科学会 日本病理学会 日本医学放射線学会 編	4,000円
泌尿器科・病理 放射線 前立腺癌取扱い規約	第4版	日本泌尿器科学会 日本病理学会 日本医学放射線学会 編	3,800円
泌尿器科病理 精巣腫瘍取扱い規約	第3版	日本泌尿器科学会 日本病理学会 編	4,000円
口腔癌取扱い規約	第1版	日本口腔腫瘍学会 編	3,800円
造血器腫瘍取扱い規約	第1版	日本血液学会 日本リンパ網内系学会 編	5,600円

金原出版　〒113-8687 東京都文京区湯島2-31-14　TEL03-3811-7184(営業部直通)　FAX03-3813-0288
本の詳細、ご注文等はこちらから　http://www.kanehara-shuppan.co.jp/